I decided to lose

only one kilogra

month...

stop diet &
lose weight

다이어트는 건강한 습관을
길들이는 과정입니다.

소중한 _____ 님의
탈 다이어트를 응원합니다.

SECRET MIND DIET

stop diet &
lose weight

SECRET MIND DIET

stop diet &
lose weight

이지은 지음

나는 한 달에 1kg만 빼기로 했다

Booksgo

다이어트는 건강한 습관을 길들이는 과정이다

자꾸만 다이어트에 실패하고 있다면 의지가 약한 것도, 식욕이 문제인 것도 아니다. 내가 내 마음이 하는 이야기를 몰랐기 때문이다. 그저 예쁜 몸, 예쁜 핏을 위해 마음이 하는 이야기를 무시한 채 외적인 모습만 관리하다 보면 무시당한 마음은 잔뜩 화가 나 폭동을 일으킨다.

바로 '폭식'이다.

외적으로 예쁜 몸매, 언젠가부터 삶의 일부처럼 당연해진 다이어트를 위해 자신을 괴롭히지 말고, 이제부터는 마음이 진짜 원하는 것이 무엇인지 귀 기울여보자.

남들 보기에 예쁜 외모, 사회가 정한 예쁜 몸매를 위한 다이어트가 아닌 나 자신을 진정으로 사랑해 줄 수 있는 자기관리를 하자.

식욕은 참고 억누르는 것이 아니다. 만족시켜 주는 것이다.
그래야 과열된 식욕이 점차 안정을 찾고, 내 몸이 필요한 만큼만 먹고 만족하는 사람이 될 수 있다. 그래야 다이어트를 하지 않고 살을 뺄 수 있다. 그래야 의식주 중 하나인 '먹는 것'을 스트레스 없이, 온전히 만끽하며 즐길 수 있다.

그러면 당신 삶이 훨씬 행복해질 것이다.

시크릿 마인드 다이어트

이 책은 《나는 한 달에 1kg만 빼기로 했다》의 마인드 관리 부분에 집중한 리뉴얼 개정판이다.

《나는 한 달에 1kg만 빼기로 했다》가 탈 다이어트를 위한 마인드 관리법, 다양한 운동법, 통증 케어법, 탈 다이어트 식사법 등 다이어트에 필요한 모든 부분을 다룬 종합 버전이라면, 《시크릿 마인드 다이어트》는 마인드 관리법을 재정리하는 동시에 다양한 질문을 통해 각자에게 맞는 탈 다이어트 방법을 찾아갈 수 있게 도와준다.

《시크릿 마인드 다이어트》를 잘 활용하는 방법은, 첫 장부터 순서대로 읽는 동시에 뒷장의 다이어리 기록을 시작하는 것이 좋다. 기록하며 아쉬웠던 부분 혹은 무너지는 날이 발생하면 해당 상황의 비슷한 페이지를 찾아 그 부분만 읽은 후 참고해 하루를 되돌아보고, 이후엔 어떻게 적용하면 좋을지 잠깐의 고민하는 시간을 가진 뒤 하루를 마무리하면 된다.

이후의 다른 날들도 동일하게 책을 읽고 싶은 시간에 순서대로 읽다가 하루 마무리와 기록지 작성 후 아쉬운 부분은 다시 해당 페이지를 펼쳐 읽고 적용해보자.

이 책을 활용하는 동안은 단순히 최대한 빠른 체중감량이 아닌 스스로에 대해 돌아보고 내가 행복할 수 있는 자기 관리법에 관해 탐구하는 시간을 가진다고 생각하기를 바란다.

이지은

DIET STORY

우리의 체중 그래프는 올라갈 때도 내려갈 때도 있다. 강력한 의지로 쭉쭉 잘 내려갈 때도, 식욕이 좀처럼 컨트롤 되지 않아 자꾸만 폭식을 반복하는 답답한 시기도 있었을 것이다. 중요한 것은 단순히 최대한 낮은 체중을 만드는 것이 아닌 이전의 다이어트를 통해 체중이 낮았던 시기에도 진정으로 나의 마음이 편안했는가를 생각해보자. 그때의 다이어트 방법을 통해 가장 낮았던 체중의 시기로 돌아가라면 그 방법이 무엇이든 선택할 것인가에 대해 고민하는 시간을 가져 보았으면 좋겠다. 지금까지의 다이어트 여정을 돌아보는 시간을 통해 관리하는 과정의 내가 행복할 수 있는 자기 관리법에 한 걸음 가까워질 수 있을 것이다.

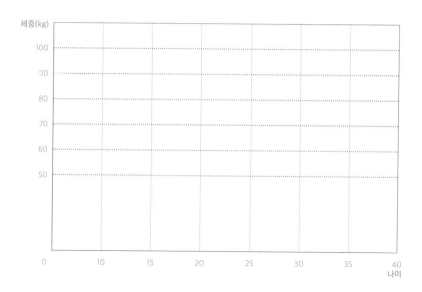

그래프 작성 요령

❶ 특정 시기별 체중을 5~6가지 점을 찍는다. (더 많아도 무관)
❷ 점을 선으로 연결한다.
❸ 점과 점 사이 선에 순서대로 번호를 매긴다.
❹ 번호 순서대로 하단에 story를 기입한다.

다음 예시 글처럼, 최대한 상세하게 생각나는 모든 내용을 작성해주시면 좋아요.

story 01	나이 (23 세 – 24 세) & 체중변화 (50 kg – 46 kg)
식사 패턴	거의 모든 순간을 다이어트 음식, 고구마, 닭가슴살, 달걀만 먹고 생활. 아침은 굶고, 점심은 닭가슴살 샐러드, 저녁은 단호박에 달걀 두 개만 먹음. 이러다 입 터지는 날 오면 3000칼로리 정도 폭식 후 다음 날 불안해서 굶기 패턴. 물은 마시지 않았음.
운동	처음으로 1:1 피티를 결제해 일주일에 3번씩 레슨 후 유산소 1시간, 스트레칭을 꼭 함. 운동 가지 않는 날은 집에서 1시간씩 꼭 운동. 일주일에 5번은 매일, 한 번에 최소 1시간은 꼭 했음. 하고나면 피곤함. 배고픔 더해져서 입 터진 적 많음.
일상 속 활동량	이 시기 운동을 많이 해서 일상 속 내내 피곤했음. 따로 움직이는 것이 귀찮아짐. 학생 때라 공부할 땐 대부분 앉아서 보냄. 집과 정류장의 거리도 가까워 걸을 일도 정말 없었음.
다이어트 몰입도	몰입도 최강이었음. 삶의 0순위가 다이어트, 다이어트 식단 운동이었음. 친구들과의 약속보다 무조건 식단이고 운동이었음. 물론 약속도 가고 싶지만 살찔까봐 불안해서 안 가거나 가서 안 먹었음. 간혹 안 먹는걸 눈치 주는 친구들 때문에 힘든 적 많았음.
삶에 대한 만족도	처음 잘 빠지기 시작할 땐 만족도 90프로 였음. 하지만 어느 순간, 그 날씬함이 유지되지 않을까 불안했고 여기서 변화가 더 없을 때에도 답답함을 느낌. 어느새 기분 좋은 다이어트가 아닌 다이어트에 지배당함을 느낌. 그래도 멈출 수 없음에 이어나갔고, 갈수록 생활패턴이 이상하게 바뀜.

story 01	나이 (세 - 세) & 체중변화 (kg - kg)
식사 패턴	
운동	
일상 속 활동량	
다이어트 몰입도	
삶에 대한 만족도	

story 02	나이 (세 - 세) & 체중변화 (kg - kg)
식사 패턴	
운동	
일상 속 활동량	
다이어트 몰입도	
삶에 대한 만족도	

식사 패턴

운동

일상 속
활동량

다이어트
몰입도

삶에 대한
만족도

식사 패턴

운동

일상 속
활동량

다이어트
몰입도

삶에 대한
만족도

Contents

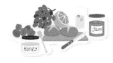

part. 3 딸 다이어트, 식단이 아닌 식사를 즐겨라

Secret Mind Diet Diary

part. 1

탈 다이어트 전에
다이어트 리셋부터
하자

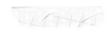

다이어트의 이유

여러분이 다이어트를 하는 이유는 무엇인가? 왜 지금보다 더 날씬해지고 싶은가? 최대한 이른 시일 내에 목표 체중에 도달하면 진정으로 행복할 자신이 있는가?

지난날의 다이어트를 되돌아보라. 여러분은 어떤 다이어트로 몇 kg의 감량에 성공하고 목표했던 체중에 도달했지만, 진정으로 마음 편히 다이어트를 내려놓지 못했을 것이다.

당시에는 '외적인' 모습이 만족스러울지 몰라도 마음 한 켠에 불안함을 늘 느끼고 있었을 것이다. 항상 먹던 식단 이외의 것을 먹으면 유지하지 못할까, 다시 찔까 전전긍긍하다 결국 다시 이전의 몸무게로 돌아가기를 반복하다 보면 몸도 마음도 많이 지치게 된다.

다이어트를 삶의 일부처럼 해오던 사람들에게 다이어트를 하는 이유에 관해 물어보면 대부분 처음엔 당황했다가 이내 들어봄 직한 이유를 말한다. 살을 빼고 자신감을 되찾기 위해서, 누군가에게 날씬해진 모습을 보여주고 싶어서, 옷을 예쁘게 입고 싶어서 등 그 이유도 다양하다.

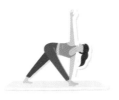

이들에겐 공통된 특징이 있다. 스스로 생각하는 목표 체중에 도달하면, 그동안 다이어트를 위해 포기한 일상 속의 행복들을 만끽할 수 있으리라 생각한다. 과연 꿈의 체중에 도달하면 맛있는 음식을 마음 편히 먹고, 예쁜 옷도 마음껏 입으며 자신감이 생길까.

현재 내 마음의 소리에 귀 기울이지 않은 다이어트를 거듭한다면 성향에 따라 크게 두 가지의 경우로 나누어진다.

대부분은 목표한 체중에 도착하기 전에 포기하고 폭식을 반복해 체중이 들쭉날쭉한다. 일부는 강력한 의지로 목표 체중에 도착해 외적인 모습에 만족하지만, 다시 예전 몸무게로 돌아갈지 모른다는 불안감을 가지며 생활한다.

목표지향적인 성향이 뚜렷한 후자의 경우 원하는 몸매를 만들어내긴 하지만 식욕과 끊임없이 싸워야 하며 '특정 스트레스 상황'이 왔을 때 강력한 요요가 발생하기 쉽다.

다이어트 결과와 관계없이 우리가 그동안 거듭해온 다이어트가 행복으로 이어지지 않는 이유는 무엇일까. 목표 체중은 고사하고 계획했던 다이어트를 자꾸만 실패하는 이유는 무엇일까.

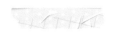

내가 진정으로 원하는 것

다이어트에 실패하는 이유는 '현재의 내가 원하는 것'을 완전히 무시했기 때문이다. 내가 하고 싶은 것이 무엇이든, 다이어트에 방해되는 요소가 있다면 그저 하지 않으려고만 애썼기 때문이다. 현재의 나도, 다이어트를 성공한 이후의 나도, 외적인 모습은 변할 수 있어도 결국 '나'라는 한 사람이다.

내 자신감을 높이기 위해 현재의 내가 하고 싶은 것들을 모조리 무시한 채 체중감량의 가장 빠른 길로 달려가는 것은, 휘어진 기둥 위에 건물을 올리는 것과 같다. 여차저차 건물을 완성한다 해도 폭풍우 한 번에 쉽게 무너져 내릴 것이다.

물론 하루빨리 다이어트에 성공하고 싶겠지만, 체중감량 이외에 지금의 내가 원하는 것들과 원하는 정도를 알아야 한다. 다이어트에 대한 니즈와 일상에서 누리고 싶은 것, 그 사이의 균형을 찾으며 천천히 걸어가야 한다. 그래야 우직한 기둥에 튼튼한 건물이 세워져 비바람이 휘몰아쳐도 이겨낼 수 있다.

그동안 삶의 일부처럼 반복해온 다이어트에 지쳤다면, 새로운 다이어트 방법을 모색하기 전에 '내가 다이어트를 하는 근본적인 이유'에 대해 생각해보자. 또한, 다이어트 결과뿐만 아니라 과정 속의 내가 행복해지는 방법에는 무엇이 있을지도 고민해보자.

여러분은 친구들과 맛집에 가는 시간도, 여행지에서 맛있는 음식들을 먹는 것도, 맛있는 안주에 술을 곁들이는 것도, 달달한 디저트를 즐기는 것도 다이어트 못지않게 좋아하고 원한다. 그저 가장 빠른 다이어트를 위해 일상에서 누리던 것들을 모두 중단하길 다짐한다면 얼마 못 가 지치는 것이 당연하다.

　맛있는 음식이 너무 좋아서 자기관리를 방관한 채 마음껏 음식을 먹어도 배만 부를 뿐 마음의 허기를 채우지 못할 것이고, 지금보다 살이 빠지길 원해서 좋아하는 모든 것을 포기한 채 다이어트에만 매진해도 며칠 뒤 식욕이 두 배 이상 왕성해져 결국 원하는 목표와 멀어질 것이다.

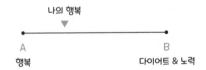

　종이에 가로줄을 그어보자. 일상 속에서 내가 누릴 수 있는 행복을 A, 다이어트를 위해 내가 노력해야 할 것들을 B라 두었을 때,

이 A와 B 사이 내가 가장 행복할 수 있는 지점은 어디일까.

정답은 없다. 각자 원하는 정도가 다르므로 행복의 지점도 다를 것이다.

두 마리 토끼를 잡고 '지침' 없이 꾸준히 유지할 수 있는 나만의 '다이어트 강도'를 정해야 한다. 내가 일상 속에서 즐기며 이어나갈 수 있는 '자기관리의 균형'을 찾아야 한다. 그래야 현재에도 만족스럽게 즐기며 다이어트가 가능하고, 꾸준한 실행으로 목표에도 도달할 수 있으며, 도착한 이후에도 온전히 일상을 누릴 수 있다.

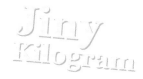

나의 마음을 읽고
나를 찾아라

다이어트에 성공하기 위해 가장 중요한 것은 '나에게 맞는 다이어트 강도'를 찾아내는 것이다. 다이어트를 계획하면서 큰 스트레스 없이 살을 잘 빼는 몇몇 사람들을 보면 일상에 누리고 싶은 것들을 포기하지 않는 자신만의 다이어트 방법이 무엇인지 안다. 또한, 자기관리를 잘하는 사람들은 남들보다 의지가 대단해서가 아닌 애초에 크게 의지가 필요 없을 만큼만 관리한다.

평소 생각하는 워너비 다이어터를 생각해보라. 그들은 일상처럼 운동하고, 샐러드도 맛있게 먹는다. '어떻게 이렇게 하지, 대단하다'는 여러분의 시선이다.

그들은 치킨의 유혹을 뿌리치고 샐러드를 먹는 것이 아닌 그냥 샐러드를 먹고 싶어서 먹는다. 피곤한 몸을 이끌고 억지로 헬스장에 가는 것이 아닌 하루 중 운동할 때가 제일 행복한 시간이라 여긴다. 오히려 아무것도 절제하지 않았기에 치킨이 먹고 싶을 땐 얼마든지 맛있게 먹으며 그들만의 관리법으로 재미있게 자신의 몸을 관리한다.

이들은 남다른 입맛, 남다른 체력과 몸매를 타고난 것도 아니다. 다만 다른 점이 있다면 자기관리를 본인이 재밌을 만큼만 한다는 것이다.

분명 이들도 처음엔 지금처럼 매일 운동하지도, 샐러드가 익숙하지도 않았을 것이다. 조금씩 하다 보니 건강한 식습관이 주는 가치를 몸소 느끼고, '좋은 습관은 당연히 가져야 해!'가 아닌 그것을 실천했을 때 느끼는 이점들이 좋아서 하는 것일 뿐이다. 그렇게 즐기다 보니 좋은 습관을 실행하는 빈도가 늘어나며, 그 습관이 길수록 단단해져 지금의 그들을 만든 것이다.

누군가의 것을 무작정 따라 하지 말자. 참고하는 것은 좋지만 내가 원하는 것은 오직 나에게서만 찾을 수 있다. 그동안 버려두고 외면했던 마음의 소리에 귀를 기울여보자. 체중감량 이외에 무엇을 좋아하고 얼마나 누리고 싶은지에 대해 매일 대화하는 시간을 가져야 한다. 그래야 일상에서 아무것도 포기하지 않고 균형을 유지할 수 있는 나만의 다이어트 적정선을 찾을 수 있다.

그때는 더 이상 다이어트를 하지 않아도 된다. 좋아서 하다 보니 나의 하루, 한 달, 일 년을 좋은 것들로 채울 수 있고, 그런 날들이 늘어나다 보면 내 몸은 변할 수밖에 없다.

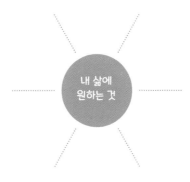

내 삶에
원하는 것

나를
기분 좋게
만드는 것

나를
불안하게
만드는 것

나의 습관을 리스트화 하라

여러분이 가지고 있는 좋은 습관 5가지와 나쁜 습관 5가지를 종이에 적어보라. 종이를 반 접어 왼쪽은 좋은 습관, 오른쪽은 나쁜 습관에 대해 적어보자. 나쁜 습관 중 내 다이어트를 가장 방해하는 습관 한 가지를 찾아, 그것을 당장 끊기가 아닌 줄이려고 노력하자.

지금 해야 할 것은 하루아침에 완벽한 사람으로 거듭나는 것이 아닌 나쁜 습관의 빈도를 줄이는 것이다. 그래야 나쁜 습관이 발동될 때마다 올라가는 체중 그래프의 빈도와 기울기를 줄여 멀리 봤을 때 감량하는 패턴을 만들어 낼 수 있다.

나쁜 습관 고치기의 시작은 나쁜 습관 줄이기이며, 내가 가장 개선하기 힘들다고 생각하는 습관에 최소한의 선을 찾아 딱 그것만 지키려고 다짐하자.

나아가 좋은 습관을 어떻게 가지게 되었는지에 대해 탐구해보고, 이를 토대로 나쁜 습관을 어떻게 바꿀지에 대해 적용하면 훨씬 수월한 습관 개선이 가능하다.

1. 좋은 습관 5가지

2. 나쁜 습관 5가지

3. 나쁜 습관 중 지금 나의 다이어트를 가장 방해하는 습관 한 가지

4. 3의 나쁜 습관을 줄일 수 있는 방법 (나쁜 습관에 반대되는 좋은 습관의 최소한의 선)

5. 4를 지키기 위한 다짐

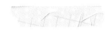

오늘을 결정짓는 중요한 시작, 아침

아침은 하루의 컨디션을 좌우하는 가장 중요한 시간이다. 어떤 아침을 맞이하느냐에 따라 하루 동안의 일과 공부, 다이어트에까지 영향을 미치기 때문이다. 하루를 어떻게 채울지의 8할은 아침에 결정된다고 해도 과언이 아니다. 아침을 어떻게 시작하는가는 하루 전체에 많은 영향을 미친다.

'아침 루틴'은 일어나자마자 어떤 행동을 하는지, 어떤 생각을 하는지 스스로 정한 규칙적인 아침 습관을 말한다. 의식하지 않아도 알아서 척척 진행되는 아침 루틴은 온전히 나에게 주어진 하루에 대한 자신감을 가질 수 있도록 만들어준다.

다이어트를 하든, 다이어트를 하지 않든 자신의 하루를 어떻게 시작할지를 생각해보며, 자신만의 아침 루틴을 만드는 과정은 자신의 인생을 좀 더 발전적으로 나아가는 데 필요하다.

눈을 뜨자마자 고칼로리의 음식으로 고픈 배를 채우고 나면 채운 만큼을 빼고 점심, 저녁을 가볍게 먹는 것이 아닌 '오늘은 이미 글렀어!'란 생각에 점심, 저녁, 하물며 야식까지 끊임없이 먹는 날이 될 확률이 높다.

반대로 자신이 생각했던 대로 피부와 다이어트에 좋은 요거트 볼을 예쁘게 만들어 먹으면 계획했던 아침을 맞이했다는 성취감에 엔도르핀이 돌며, 이후의 식사도 잘 조절해 필요한 만큼의 건강한 음식을 즐길 확률이 높아진다.

　만약 오랫동안 고치지 못한 야식 습관이 있다면, 야식 끊기를 다짐할 것이 아닌 전날 식사 여부와 관계없이 실천할 수 있는 나만의 아침 루틴을 만들자. 그래야 다음 날을 맑은 정신으로 시작해 다가오는 새벽의 야식을 피할 수 있다.

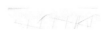

굿모닝을 만드는 아침 루틴

인간은 망각을 잘하기에, 새로 계획한 좋은 습관들을 잘 유지해 오다가도 작은 스트레스에 의해 금방 무너질 수 있다. 자는 사이 줄어든 내 열정을 아침 루틴과 함께 다시 깨워주어야 한다. 맑은 정신으로 내 몸과 마음을 가득 채워야 한다.

내 모닝을 '굿모닝'으로 만들어줄 나만의 상쾌한 루틴을 정하자. 아침에 눈 뜨면 앞뒤 생각 말고 정해둔 '그것'부터 실행에 옮기자.

공복으로 야외 산책하기, 집에 있는 실내 사이클 타기, 첫 끼 먹기 전 물 2리터 마시기, 가벼운 스트레칭 후 아침으로 샐러드 먹기 등 무엇이든 좋다. 중요한 것은 거창하지 않아야 한다. 살짝 의지만 더하면 어렵지 않게 실천할 수 있는 계획이어야 몽롱한 정신에도 무난히 수행할 수 있다.

스스로 정한 나만의 아침 루틴을 수행한 순간, 여러분은 열정모드로 리셋 되어 이후의 시간도 계획했던 대로 잘 보낼 수 있을 것이다. 나의 아침에 적용할 수 있는 계획이라면 무엇이든 좋다. 지금 시작하자.

추천하는 아침 루틴 LIST
1. 공복으로 야외에서 30분 동안 걷기
2. 헬스장의 러닝머신 혹은 사이클 30분 타기
3. 몇 정거장 앞에 내려 출근길 10~20분의 거리는 걸어가기
4. 전날 정해둔 유튜브의 운동 영상 한 가지 따라 하기
5. 샐러드와 같은 클린 식단으로 아침 맞이하기

굿모닝을 위한 아침 목표

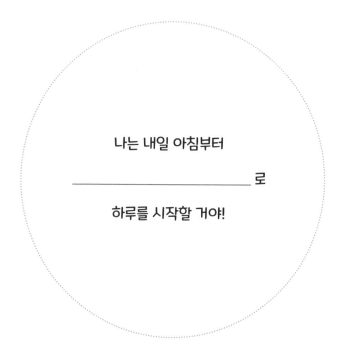

나는 내일 아침부터

_____ 로

하루를 시작할 거야!

part. 2

지금
나에게 필요한
탈 다이어트 방법

허기진 마음을 달래는 것이 먼저

우리는 소식(小食)이 주는 다양한 이점들을 잘 알고 있지만, 막상 맛있는 음식 앞에서 기분 좋을 만큼 먹고 멈추기란 쉽지 않다.

살을 빼느라 절제해오던 식욕이 폭발하기도 하고, 먹은 김에 먹자란 생각으로, 스트레스 받았을 때, 마음이 불안할 때, 운동을 지나치게 많이 했을 때 등의 보상심리가 발동하며 우리의 식사는 너무도 쉽게 '과식'으로 이어진다.

하지만 괜찮다. 많이 먹고 후회하는 자신을 스스로 자책하지 말자. '식욕'은 많은 사람이 잘 다스리지 못하는 강력한 욕구 중 하나이다.

우리는 식욕을 컨트롤 하지 못해 폭식한 것이 아닌, '허기짐'의 불안요소를 빠르게 제거할 수 있는 최선의 선택을 한 것이다.

그동안 마음이 불편할 때마다 음식을 많이 먹는 것을 선택했다. 그리고 나면 몸은 불편하지만 '그 문제'에 대한 불안이 잊히는 것을 경험해 왔기에 자꾸만 '그 선택'을 하는 것이다.

폭식과 과식의 반복을 멈추고 싶다면, 나 자신을 한심하게 여기는 것이 아닌 많이 먹고 불편해진 자신의 마음을 그대로 바라봐

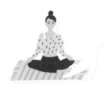

주면 된다. 내가 과식했을 때의 마음이 어떤지, 어떤 선택이 더 나를 위한 선택인지를 꾸준히 탐구하면 된다.

나에 대한 관찰과 공부가 쌓이면 비슷한 상황이 왔을 때 어떤 선택이 나를 더 행복하게 해줄 수 있는지에 대해 잘 알게 된다. 속도는 느리지만, 불안이 올라올 때 최선의 선택 역시 조금씩 바뀔 것이다.

다이어트는 단순히 살만 빼고, 체중을 감량하는 것이 아니다. 다이어트는 내 마음속 불안을 잠재우고 걱정을 줄이며 마음의 편안을 찾는 것이다. 마음이 불안하면 스트레스가 폭발하며 폭식으로 이어진다. 이런 일이 반복되다 보면 결국 마음이 버티지 못하고 자포자기하게 된다. 나를 불안하게 만드는 마음부터 찬찬히 돌아보자.

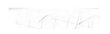

'불안'으로 왕성해지는 '식욕'

　음식이 먹고 싶어지는 상황은 다양하다. 문득 거울을 봤는데 거울 속의 내 모습이 마음에 들지 않아 스트레스를 받아서, 냉장고에 넣어 둔 아이스크림이 자꾸 생각나서, 먹방 유튜버의 엽떡 먹방을 보다가, 친구들과 카페에 있다가, 눈만 뜨면, 늦은 시간만 되면... 이렇게 다양한 이유로 식욕은 자극받고 한 번 먹기 시작하면 멈추지 못할 때가 많다. 이들의 공통점은 '불안'이라는 감정에 휩싸여 '식욕'이 왕성해진다는 것이다.

　나의 불안이 올라오는 상황, 폭식이 유발되는 상황을 파악해야한다. 언제 유독 배가 고프고 언제 많이 먹게 되는지에 대해 정리해보자. 지난날을 되짚어 보아도 좋고, 앞으로 많은 양의 음식을 먹는 상황이 발생했을 때 그날그날 기록하는 것도 좋다.

　식욕이 특히 왕성해지는 상황들을 작성한 후 이와 같은 상황이 오지 않게 하려면 어떻게 해야 할지에 대해 구체적인 방법을 모색해보자.

　물론 방법이 찾아지는 것도 있고 딱히 대안이 나오지 않는 것도 있을 것이다. 폭식이 유발되는 모든 상황을 컨트롤 할 순 없지만, 그중 일부만 미리 방지해도 폭식의 빈도는 눈에 띄게 줄어들것이다.

가짜 폭식이 발생하는 상황들을 정확히 파악한 후 그중 미리 방
지할 수 있는 상황들은 미리 예방하자.

괜찮아,
전날 먹은 음식은 잊어도 돼

생각나는 특정 음식을 먹거나 여러 종류의 음식을 폭식한 후와 같이 '내가 온전히 즐기지 못한 식사시간'을 가졌다면, 먹은 후 혹은 그다음 날, 그 음식들을 다시 돌이켜보자. 새벽에는 커다랗게 느껴졌던 그 음식들이 다음 날 다시 생각해보면 별것 아닌 경우가 많다.

예를 들어 새벽에 배가 고파 잠에서 깼는데 불닭볶음면이 너무 먹고 싶어 참다 참다 결국 편의점으로 달려갔다 치자. 기왕 먹는 거 다 먹자는 마음에 김밥, 치즈, 치킨까지 갖춰 야식 풀세트를 먹고 잤다. 이럴 땐 다음 날 더부룩한 컨디션에 일어나 전날 먹은 음식들을 다시 상상해보자. 그 음식들이 그렇게 참기 어려운 대단한 존재였는지 돌이켜보자. 분명 '이게 뭐라고 그렇게 먹었을까' 하고 후회가 밀려올 것이다.

불안이 올라와 특정 음식이 먹고 싶을 땐 작은 집착에 갇혀 그 음식이 이겨내기 어려운 존재로 느껴진다. 그럴 땐 얼마든지 먹어도 좋다. 그리고 반드시 먹은 이후나 다음 날 그 음식을 다시 생각해보아야 한다.

그래야 이후에 같은 상황이 와도 그 음식은 사실 별것이 아니라는 통찰력이 생기며, 무작정 먹고 후회하는 상황을 줄여나갈 수 있다.

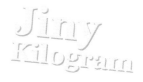

적어도 12시간의 공복은 유지하자

　만년 다이어터라면 한 번쯤 단식 다이어트를 도전해 보았을 것이다. 16, 18, 20시간 등 각자 설정한 시간 동안은 공복을 유지하며 정해진 시간에만 음식을 섭취하는 것이다.

　공복을 일정 시간 오래 유지하면, 체지방을 효과적으로 태울 수 있는 것이 사실이지만, 오히려 식욕 조절이 힘든 사람이 이 다이어트 방법을 실행한다면 먹어도 되는 시간에 간헐적 폭식으로 이어질 확률이 높다.

　하루 23시간의 공복을 유지하더라도 한 끼에 먹고 싶은 음식을 폭식할 경우, 살이 찌지는 않더라도 빠지긴 어렵다. 나아가 먹을 때 많은 양의 음식을 먹는 습관이 생겨 간헐적 단식을 그만두어도 이전보다 많은 양을 먹어야 심리적 만족을 얻을 수 있다.

　간헐적 단식 다이어트에는 다양한 장단점이 존재한다. 다만 이 방법이 나에게 맞는다면 얼마든 지속해도 좋지만, 간헐적 폭식 혹은 먹어도 되는 시간에 음식에 대한 집착이 강해진다면 하지 않는 것이 좋다.

　사실 여기에서 말하고자 하는 내용은 간헐적 단식 다이어트가 아니다. 요즘 사람들은 필요 이상으로 많은 양의 음식을 시도 때도 없이 섭취해 각종 질병에 시달리는데, 간헐적 단식이 아닌 저녁을 조금만 일찍 먹어도 기본적으로 14시간 정도의 공복 시간이 만들어진다.

여기에 아침 대신 아점 사이 10시 정도에 간단한 간식으로 첫 식사를 시작한다면 벌써 16시간의 공복 시간이 만들어진다.

간헐적 단식 다이어트의 여부가 중요한 것이 아니라 우리는 그동안 당연하게 유지해야 할 공복 시간을 잘못된 식습관으로 잃어버린 것이다. 이는 건강을 위해 되찾아야 할 필요가 있다.

여러분이 다니는 회사가 매일같이 야근을 시키는데 이른 아침의 출근까지 강요하면, 점차 스트레스가 늘어나다 결국 회사를 그만두고 싶지 않겠는가.

우리의 소화기도 마찬가지다. 쉬어야 하는 시간에 소화하기 어려운 업무를 잔뜩 넘기고 몸의 오너인 여러분은 나 몰라라 잠들어버리니, 소화기 입장에선 얼마나 화가 날 일인가. 만약 소화기가 약하고 잘 체하거나 변비 혹은 설사의 빈도가 잦다면, 그들에게 매일 충분히 쉬는 시간을 주었는지부터 되돌아보자.

그동안 나쁜 식습관이 강하게 배어 16시간의 공복을 유지하기 어렵다면, 12시간의 공복 유지하기부터 시작해도 좋다. 늦은 시간의 허기짐이 힘들다면, 오후 8~9시 사이에 저녁을 먹고, 다음 날 첫 끼를 오전 9시 이후에 먹어보자.

이 패턴을 1주일만 유지해도 소화기가 편해져 여러분의 붓기가 점차 완화되는 것을 느낄 수 있을 것이다.

건강에 빨간불이 켜지면 파란불로 되돌리는 데에는 오랜 시간과 노력, 그리고 정성이 필요하다. 오랜 야식 습관으로 신체에 비상 신호가 켜졌다면, 하루아침에 파란불로 바꾸진 못해도 노란불로 바꾸기 위해 노력해야 한다.

심리도, 체력도 갑자기 한 번에 바뀌는 것이 아니니 변화가 느리더라도 답답해하지 말고 꾸준히 노력하자. 건강에 이로운 열 가지를 하는 것보다 해로운 한 가지를 안 하는 것이 훨씬 더 건강한 삶을 유지할 수 있다.

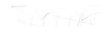

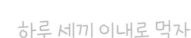

하루 세끼 이내로 먹자

간혹 배가 고파 식욕 조절이 어렵다는 사람들의 식단을 살펴보면 식사 사이 간격이 상당히 짧으며 최소 5번에 나누어 식사한다. 다이어트 식단을 5끼니로 구성하여 먹는 경우를 제외하고, 섭취에 대해 조금의 틈만 생기면 불안이 올라와 머릿속이 음식 생각으로 가득해진다.

이들은 식욕 참기가 너무 힘들어 빈번하게 섭취를 한다고 하지만, 사실 끊임없이 음식을 먹으면 지속해서 혈당을 자극해 더욱 배고픔에 놓이게 하는 것이다. 게다가 간식으로 먹는 달콤한 음식들은 다른 음식보다 혈당을 강하게 자극해 또 다른 단맛 혹은 단맛에 물려 매운맛을 생각나게 만든다.

평소 시도 때도 없이 올라오는 식욕 때문에 힘들었다면, 며칠간 내가 먹는 음식의 시간과 메뉴 그리고 양을 기록해보자. 몇 시간 간격으로 먹는지, 하루 중 몇 번에 나누어 음식을 먹는지 체크해보자. 만약 항상 음식 생각 때문에 다이어트가 힘들고 식사 횟수가 5회 이상이라면 2~3끼니로 줄이는 것이 의외로 식욕 조절하기가 쉬울 것이다.

간식이 먹고 싶다면 식사와 함께 붙여서 먹고, 시럽이 없는 아메리카노는 언제 마셔도 무방하나 카페라테, 카푸치노와 같이 칼로리가 높은 음료는 섭취방법에 주의하자. 시럽을 뺀 카페라테라도 두고두고 조금씩 마시는 것보단 식사시간 앞이나 뒤에 섭취하며, 한 번 마실 때 30분에서 1시간 이내로 모두 마시는 것이 좋다.

하루를 마무리하면서 오늘 먹은 음식을 기록하자. 몇 시에 어떤 음식을 얼마나 먹었는지 적어보고 그 음식들을 먹은 후 만족도를 천천히 살피자.

예를 들어 식사 후 친구들과 케이크 한 조각을 나누어 먹었다면 과하지 않게 적당히 먹어 기분이 좋은지, 참지 못한 스스로가 한심한지에 대한 나의 감정을 자세히 살펴보는 것이다. 먹고 싶은 것을 다 먹어도 행복하지 않을 수 있다.

그렇다고 마냥 참는 것이 능사도 아니다. 마냥 참기만 한다면 언제든 폭식으로 이어지기 쉽다.

자기 전에 오늘 먹은 음식과 양, 먹을 때 기분, 먹은 이후 기분에 대해 다시금 되짚어보자. 그래야 다음에 비슷한 상황이 왔을 때 어떤 음식을 얼마나 먹는 것이 나를 가장 행복하게 만드는지를 알고, 적당한 양의 음식을 즐길 수 있다.

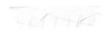

물을 꾸준히 섭취해
배고플 틈을 주지 마라

다이어트와 함께 첫 번째로 계획하는 습관은 '물 많이 마시기'이다. 하지만 다이어트를 위한 규칙 중의 일부로 '물 많이 마시기'를 설정할 경우 며칠 내로 그만두기 쉽다.

그렇다면 다이어트 첫날을 '물 먹는 하마데이'로 지정해보자. 그날은 무슨 일이 있더라도 최소 3리터의 물을 마시는 것이다. 매일 3리터를 마시지 않아도 된다.

다만 평소 물 마시는 습관을 만들기가 어려웠다면, 매일 2리터 마시기를 목표로 잡는 것보다 하루만 작정하고 3리터를 마셔보자. 물이 주는 효과를 직접 경험하면 이후엔 수분섭취량이 자연스레 늘어날 것이다.

물 마시기 3리터를 성공한 날엔 평소보다 크게 배고픔에 시달리지 않을 것이다. 나아가 정해둔 식단도 그다지 생각나지 않을 것이다. 가짜 식욕이 올라올 땐 물을 마셔보자.

하지만 이미 배가 고파 마음이 흔들리는 상태엔 물에 눈길이 가지 않는다. 미리 충분한 수분을 섭취해 애초에 배고플 틈을 주지 않으면 식욕과 싸우는 힘든 다이어트에서도 벗어날 수 있다.

백 마디 말보다 한 번의 경험이 중요하다. 이 글을 읽었다면, 이후에 얼마만큼의 물을 어떻게 마셔도 괜찮으니 딱 하루만 날을 잡고 3리터 마시기를 도전해보자. 직접 마셔보면 왜 이토록 강조하는지 깨닫게 될 것이다.

물 많이 마시는 방법

① 물이 익숙하지 않다면, 카페인이 들어 있지 않은 캐모마일, 페퍼민트, 둥굴레와 같은 차를 넣어 마시면 각 차의 효능도 함께 흡수할 수 있다.

② 식욕이 당길 땐 탄산수에 레몬 원액을 희석해 먹으면 적당한 포만감과 함께 입을 리프레시 시켜 음식 생각이 사라지게 도와준다.

③ 그냥 마시는 것보다 빨대를 이용하면 훨씬 수월하게 마실 수 있다. 큰 차이가 없어 보여도, 고개를 드는 것보다 빨대로 마시는 동선이 훨씬 짧기에 빨대를 이용할 경우 더 많은 양의 수분섭취가 가능하다.

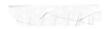

체중계를 멀리하자

다이어트를 할 때 얼마나 자주 체중계에 올라서는가. 다이어트를 하는 많은 사람이 필요 이상으로 체중을 체크하며 신경 쓰고 스트레스를 받는데, 굳이 그럴 필요가 없다.

우리 몸의 체지방은 하루아침에 많이 증가하지도 감소하지 않으며 하루 굶어 체중이 빠지더라도 대부분은 수분이 빠진 것이다. 반대로 하루 폭식해 올라간 체중 대부분도 붓기일 뿐이다. 또한, 식사 여부와 관계없이 활동량 부족, 순환 정체, 월경으로 인한 호르몬 작용 등 우리의 체중은 다양한 이유로 인해 생각보다 큰 폭의 편차를 만든다.

그 말인즉 체중을 굳이 자주 측정할 필요가 없으며 궁금하더라도 의식적으로 체중계를 멀리해야 한다. 다이어트를 끊임없이 반복해온 사람들 대부분이 체중측정과 함께 '식욕'에 영향을 받는다.

며칠 동안 식단을 열심히 챙겨 먹다가 측정해본 체중이 생각보다 큰 변화가 없다는 실망감에 '식욕'이 생기고, 체중이 올라가면 올라간 대로, 그대로면 그대로인 대로 스트레스를 받아 무언가가 먹고 싶어진다. 심지어 기대보다 내려가 있으면 '방심'한 마음에 또 '식욕'이 유발된다.

이처럼 심리적으로 좋지 않은 영향을 미치는 '체중측정'은 되도록 하지 않는 것이 좋다. 체중을 재더라도 1~2주에 한 번 화장실을 다녀온 후의 아침 공복 상태에서 확인하는 것이 좋다. 물론 이 때도 참고용으로 생각하며 편안한 마음으로 체중계에 올라서야 한다.

　혹시 습관적으로 체중을 많이 재어 왔기에 체중을 확인하지 않는 것이 불안하다면, 체중측정 대신 하루 동안 먹은 칼로리를 체크하자. 물론 가장 이상적인 다이어트는 체중, 칼로리, 공복 시간 이 세 가지의 숫자 강박에서 벗어나는 것이지만, 체중에 대한 강박이 심하다면 체중 대신 칼로리를 체크해 몸무게에 대한 강박에서 조금씩 벗어날 수 있다.

　다음은 하루 권장 칼로리와 다이어트용 하루 권장 칼로리의 계산법이다.

나에게 필요한 하루 칼로리 계산법
· 표준체중 = (키 - 100) X 0.9
· 하루 권장 칼로리 = 표준체중 X 활동지수
· 다이어트용 하루 권장 칼로리 = 하루 권장 칼로리 - 500

활동지수

· 대부분 시간을 앉아서 보냄　25
· 규칙적인 생활로 활동량 보통　30~35
· 육체노동으로 활동량 많거나 규칙적인 운동　40

　예를 들어 A의 키가 163cm이고 평소엔 앉아서 보내지만 매일 1시간씩 꾸준히 운동한다면 활동지수를 30 정도로 잡고 계산식에 대입하면 된다.

$$[(163-100) \times 0.9] \times 30 = 1701kcal$$

키　　　　　　　　　활동지수　하루 권장 칼로리

　A의 하루 권장 칼로리는 1701칼로리이며, 하루 동안 이 칼로리만큼 섭취하면 체중은 유지되며 이하로 먹으면 체중은 감소하지만 지나치게 적게 먹는 것은 건강에 해롭다. 그래서 추천하는 다이어트 권장 칼로리는 500칼로리를 뺀 1201칼로리이다.

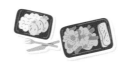

　이와 같은 방법으로 나에게 맞는 권장 칼로리를 계산해 하루 섭취량이 권장 칼로리를 넘지 않게 섭취하였는지만 체크하면 된다. 물론 칼로리보다 중요한 것은 '영양구성' 혹은 '얼마나 잘 흡수하느냐'이기에 '칼로리'만 맹신해선 안 되지만, '내 마음의 편안함을 찾아줄 지표'로 사용하기엔 더할 나위 없이 좋은 방법이다.

　마음이 여유로운 날은 다이어트 권장 칼로리에 맞추어 섭취하고, 오늘따라 식욕이 오르거나 추가로 약속이 생긴 경우엔 하루 권장 칼로리 이내로만 섭취해도 충분하다. 물론 그 이상으로 먹더라도 좌절하지 말고 다음 날의 식사량을 줄이면 된다.

나에게 필요한 칼로리부터 계산하자!
· 표준체중 = (키 − 100) X 0.9
· 하루 권장 칼로리 = 표준체중 X 활동지수
· 다이어트용 하루 권장 칼로리 = 하루 권장 칼로리 − 500

표준체중

· (키 _____ − 100) × 0.9 = _____

하루 권장 칼로리

· 표준체중 _____ X 활동지수 _____ = _____

다이어트용 하루 권장 칼로리

· 하루 권장 칼로리 _____ − 500 = _____

나만의 탈 다이어트 루틴 만들기

이지은의 탈 다이어트란 식욕을 참고 억누르지 않고, 현재의 내가 원하는 것에 집중하기 시작하면 다이어트가 쉬워진다.

'억지로'가 아닌 현재의 내가 좋을 만큼만 즐기기에 꾸준히 이어나갈 수 있고, 그런 꾸준함이 쌓여 느리지만 조금씩 내 몸과 마음에 변화를 가져다준다.

탈 다이어트는 다이어트를 관두고 매일 열정적으로 잔뜩 먹는 것이 아닌, 먹기 전, 중, 후 그리고 일상에서 식욕과의 싸움에서 해방되는 것이다. 단순히 다이어트를 위해 하루 패턴을 설정하는 것이 아닌 내가 원하는 라이프 스타일을 찾아가는 것이다.

다이어트에 정답은 없다. 내가 언제 어떻게 무엇을 얼마만큼 먹었을 때 행복하고 만족스러운지 끊임없이 공부해야 한다. 그 공부가 쌓일수록 다이어트는 세상에서 가장 쉬워진다.

건강한 습관을 만드는
탈 다이어트 10계명

① 다이어트 하는 이유를 명확히 하자.

② 지치지 않고 꾸준히 할 수 있는 나만의 다이어트 강도를 정하자.

③ 아침에 일어나 정해둔 나만의 아침 루틴부터 실천에 옮기자.

④ 건강을 위해 하루 최소 12시간의 공복을 유지하자.

⑤ 하루 세끼 이내로 섭취하자.

⑥ 한 끼에 너무 다양한 종류의 음식 섭취는 피하자.

⑦ 물을 틈틈이 섭취해 배고플 틈을 주지 말자.

⑧ 체중 대신 칼로리를 측정하자.

⑨ 하루 식단일기와 함께 자기 관찰일기를 작성하자.

⑩ 폭식했다면 폭식하고 난 후의 마음을 그대로 바라보자.

part. 3

탈 다이어트,
식단이 아닌 식사를
즐겨라

샐러드에 대한 오해

'샐러드'가 다이어터에게 유일하게 허락된 음식이라는 '오해'는 그만 풀었으면 좋겠다. 외식으로 먹는 음식과 샐러드의 차이는 신선한 채소가 많고 드레싱 여부에 따라 나트륨 조절이 가능하며, 대체로 몸에 좋은 건강한 재료로 구성된 것이다. 의외로 샐러드 토핑으로 자주 등장하는 크랜베리, 아몬드, 아보카도, 올리브 등의 칼로리는 생각보다 높다.

그런데도 이들이 다른 음식들과 다르게 샐러드의 재료로 자주 사용되는 이유는 양질의 영양소 때문이다. 포만감이 좋거나 식이섬유가 풍부해 변비에 좋거나 피부에 좋거나 체지방 분해에 도움이 된다는 이유 중 하나인 경우가 많다.

그 말인즉 샐러드도 많이 먹으면 살이 찔 수 있으며 그보다 자신의 식욕을 억누른 채 샐러드나 흔히들 이야기하는 클린 식단으로만 먹다 보면 폭식으로 이어지기 일쑤다. 클린 식단만 먹으려다 식욕이 폭발해 과식과 절식을 반복하는 것보다는 좋아하는 음식을 적절히 즐기는 것이 건강에 훨씬 이롭다.

샐러드는 앞서 이야기한 것처럼 다이어트에 제일 최적화된 음식은 아니다. 아무리 몸에 좋고 건강한 재료로만 구성된 샐러드라도, 나쁜 식습관으로 위장이 예민한 상태의 사람에겐 익히지 않은

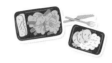

채소가 자극적일 수 있다. 장이 약한 사람에겐 가스를 유발할 수 있다.

　신선한 채소는 비타민과 미네랄이 풍부하고 익힌 채소는 해독, 흡수율에 도움이 되어 소화기가 약한 사람에겐 생채소보단 익힌 채소가 좋다.

　또한, 슈퍼 푸드가 가득하고 전체적으로 푸짐한 비주얼의 샐러드는 일반식과 비교해 나트륨이 조금 낮고 탄수화물보단 단백질, 지방, 식이섬유의 비율이 더 높다는 차이만 있을 뿐 칼로리는 비빔밥 한 그릇보다 높은 경우도 많다.

　결국, 다이어트 식단의 정답은 무조건 샐러드가 아니라는 것이다. 우리가 흔히 일반식이라 부르는 한식과 샐러드의 가장 큰 차이점은 한식의 메인 음식은 '밥', 샐러드의 메인 음식은 '채소'라는 차이뿐이다.

　샐러드를 먹을 때는 보통 밥 대신 고구마, 단호박, 빵, 오트밀 등과 같은 탄수화물을 함께 섭취한다. 그 말인즉 GI 지수처럼 차이는 있으나, 비빔밥에 밥을 1/2만 덜어내고 양념장을 소량 비벼 먹으면 사실상 샐러드와 영양 구성이 거의 비슷해진다.

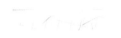

샐러드랑 비빔밥,
둘 중에 뭘 먹을까

샐러드와 밥을 반 공기만 넣은 비빔밥 중 하나만 추천하라면 후자를 택하겠다. 왜냐하면, 다이어트를 힘들어하는 많은 사람은 샐러드를 좋아해서 먹는 것이 아니다. '살을 빼려면 식사 대신 이걸 먹어야 해'라는 생각으로 먹는다.

소중한 식사시간을 맛있게 즐기는 것이 아닌 어쩔 수 없는 신택으로 샐러드를 입에 넣고 있는 것이기에 심리적 허기가 유발될 수밖에 없다. 더불어 '다른 사람과 함께 먹지 못한다', '눈치가 보인다'는 불편함에 스트레스가 올라와 가짜 식욕을 만들기도 한다.

샐러드, 비빔밥 두 가지의 선택지 중 나의 다이어트에 가장 좋은 음식은 내가 진정으로, 간절히 원하는 음식이다. 신선하고 건강한 입맛을 가진 사람에겐 비빔밥보다 샐러드가 훨씬 만족스러운 한 끼가 될 수 있다. 반면 '나는 밥 없인 살 수 없어!' 하는 'Only 한식파'에겐 밥을 반 공기 덜어낸 비빔밥이 훨씬 행복한 한 끼가 될 것이다.

사람마다 각자의 취향이 다르며 같은 취향이더라도 그날의 환경이나 컨디션마다 최적의 식단은 달라진다.

여기서 한 가지 사실을 이야기하자면, 비빔밥에서 밥을 빼면 샐러드이고, 샐러드에 밥을 추가하면 비빔밥이라는 것이다. 그렇다면 소스는 어떤가? 샐러드엔 드레싱을 넣고 비빔밥엔 양념장을 넣는다. 드레싱이든 양념장이든 많이 넣으면 나트륨이 올라가고 적게 넣으면 나트륨이 낮아지는 것은 같다.

　한국인의 일반적인 식사에 나트륨이 과해져 문제가 대두되고 오해가 생겼지만, 사실 '나트륨'도 몸에 정말 중요한 영양 성분 중 하나이다. 샐러드를 먹을 땐 보통 드레싱을 따로 주니 기호에 맞게 넣으면 되고, 비빔밥을 먹을 땐 주문과 함께 '양념장은 따로 주세요!'라고 요청하여 소량만 넣어 먹으면 된다.

더 건강한 샐러드를 위하여

더 건강한 샐러드 선택하기

앞서 이야기했듯 소화기가 예민하고 약한 이들에겐 생채소로 가득한 샐러드가 오히려 위장 내 가스와 더부룩함을 유발할 수 있다. 그뿐만 아니라 너무 푸짐한 샐러드는 생각보다 체중감량에 도움이 안 될 수 있다. 연어와 닭가슴살 즉 해산물과 육류가 모두 들어간 샐러드도 소화에 부담을 준다.

샐러드를 고를 때 메인 토핑은 육류와 해산물 중 한 가지로 구성된 것이 좋으며, 탄수화물은 다른 음식에서도 얼마든지 쉽게 섭취할 수 있으니 잡곡류, 고구마와 같은 탄수화물의 비중이 높은 샐러드보단 단백질과 지방이 골고루 구성된 샐러드를 추천한다.

무엇보다 중요한 것은 각자의 체질에 따라 잘 맞는 음식은 다르다는 것을 알아야 한다. 섭취 후 가스가 차거나 몸에 기운이 빠지게 하는 음식은, 아무리 건강에 좋다고 해도 나와 맞지 않은 음식이니 되도록 피하는 것이 좋다.

다이어트를 위해 당연한 듯 매일 끼니로 샐러드를 먹는 것보다 필요한 상황에 센스 있게 활용하는 것이 좋다.

❶ 아침 점심으로 이미 고칼로리를 잔뜩 먹었을 때, 죄책감에 저녁을 거르면 야식 혹은 다음 날의 또 다른 과식으로 이어지기 쉽다. 그럴 땐 토핑이 많지 않은 가벼운 샐러드로 저녁 식사를 대신하자.

❷ 치킨이 먹고 싶지만 한 마리를 주문하자니 모두 먹어 치울까 두렵다면 '치킨 샐러드'를 먹자. 메인 토핑으로 '튀긴 치킨'이 들어가 있지만, 애초에 양이 적어 다이어트에 크게 방해되지 않는다. 또한, 함께 섭취하는 채소 덕에 충분한 포만감까지 느낄 수 있다.

❸ 유독 허기지고 식욕이 왕성해질 땐 토핑이 푸짐한 샐러드를 먹어보자. 바빠서 식사시간을 놓쳤거나 전날 과음했거나 월경 전 증후군 등과 같은 상황에서 먹는 고칼로리 음식은 과식으로 이어지기 쉽다. 이때는 다음 끼니로 무엇을 먹어도 좋으니 당장은 토핑이 푸짐하게 들어간 샐러드를 섭취해 식욕을 달래주는 것이 좋다.

더 건강한 드레싱 선택하기

샐러드에 드레싱을 넣는 것이 좋을까 넣지 않는 것이 좋을까. 당연히 넣는 것이 좋다. 드레싱을 넣어야 맛있으니까! 한식은 나트륨 함량이 높은 음식이 많아 '나트륨'은 '나쁜 것'이라는 오해가 많은데, 사실 나트륨은 탄수화물, 단백질, 지방 못지않게 중요한 영양소 중 하나다.

일반적인 샐러드를 사면 함께 주는 드레싱을 다 먹어도 웬만해선 하루 나트륨 권장량을 초과하지 않으니 이왕이면 꼭 드레싱을 곁들여 맛있게 먹는 것이 최고의 선택이다.

드레싱의 종류로는 마요네즈가 베이스인 드레싱보단 가벼운 오리엔탈이나 발사믹 식초가 좋다. 하지만 그것보다 더 중요한 것은 샐러드를 가장 맛있게 해줄 최적의 드레싱을 선택하는 것이다. 맛있게 먹는 것이 정신건강에 이로우며, 정신이 건강해야 폭식과 요요 없는 다이어트를 꾸준히 이어나갈 수 있다.

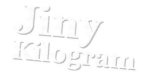

일반식도 잘 먹으면
샐러드처럼 가볍다

다이어트를 어려워하는 많은 사람은 일반식을 먹으면 살이 찐다고 생각한다. 하지만 약간의 센스만 발휘하면 일반식도 다이어트 식단 못지않은 클린 건강식이 된다. 다음의 가이드에 맞춰서 먹으면 샐러드와 영양구성은 크게 다르지 않으나, 음식에 대한 심리적 만족감이 높아 결과적으로 샐러드보다 훨씬 좋은 '다이어트 한 끼 식사'가 될 수 있다.

일반식으로 점심 혹은 저녁을 먹을 경우, 아침은 요거트와 과일 한 컵으로 유산균과 비타민을 섭취하고, 나머지 한 끼는 기존에 계획했던 다이어트 식단을 먹거나 다음의 가이드에 맞추어 한 끼를 더 챙겨 먹어도 무방하다.

○ 카이센동(과 같은 덮밥류)

카이센동과 같은 덮밥의 경우 보통 밥 위에 '고기나 해산물'이 가득 올라가는 구성으로 이루어져 있다. 소스도 크게 자극적이지 않은 소스가 대부분이라 밥만 반 공기 덜고 한 그릇 뚝딱 먹으면 든든하고 맛있는 다이어트 한 끼가 된다. 덮밥류의 경우 채소 섭취가 부족하니 다른 끼니에서 채소를 섭취해 하루 영양구성을 맞추어 주는 것이 좋다. 주문 전 미리 '밥 반 공기만 주세요'라고 요청하는 것을 추천한다.

○ 샤브샤브(혹은 나베)

샤브샤브와 나베는 샐러드 못지않게 다이어트에 좋은 일반식 중 가장 추천하는 메뉴다. 샐러드의 경우 위장이 약한 사람에겐 '생채소'가 오히려 부담스러울 수 있는데, 샤브샤브와 나베는 익힌 다양한 채소와 기름기 잡힌 고기를 섭취할 수 있어 소화 건강에도 좋다. 샤브샤브를 먹을 땐 1인분의 양으로 나오는 고기와 채소 위주로 섭취하고, 죽과 국수만 피하면 식이섬유와 단백질이 풍부한 최고의 다이어트 한 끼가 된다.

○ 비빔밥(육회 비빔밥, 산채 비빔밥 등)

덮밥과 비빔밥의 차이는 '채소'다. 샐러드는 먹기 싫지만 채소 섭취의 필요성을 느낀다면 비빔밥을 적극 활용해보자. 주문할 때 '비빔밥에 소스 따로 주세요!'라고 요청하면 이 역시 든든한 다이어트 한 끼 완성이다. 여기에 밥은 반 공기 덜고, 소스는 소량만 넣어 맛있게 먹으면 식이섬유까지 풍부한 다이어트 건강식이 된다.

○ 김밥

'좋은 재료'로 건강하게 만든 김밥집이 많다. 김밥을 주문할 때 '밥은 최대한 조~~~금만 넣어 주세요!'라고 추가 요청해보자. 이 한 마디면 '탄단지(탄수화물, 단백질, 지방)'가 골고루 구성되고, 먹기도 편한 다이어트 한 끼가 될 수 있다.

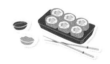

○ 정식(고등어 정식, 불고기 정식 등)

정식의 경우 밥, 반찬, 메인 반찬, 국으로 다양하게 구성된다. 밥은 반 공기만, 반찬은 메인 반찬 위주로 너무 짜다 싶지 않은 비율로 먹으면 된다. 특히 밥과 반찬을 같이 먹어도 좋지만, 밥만 오래 씹어 먹기를 한번 시도해보자. 밥을 충분히 씹어 삼킨 후 반찬을 먹으면 훨씬 더 필요한 양만 먹을 수 있어 과식을 피할 수 있다. 그뿐만 아니라 그동안 몰랐던 밥의 매력적인 단맛에 빠질 것이다.

○ 월남쌈

보통 다이어트 식단 한 끼 구성의 탄수화물은 100~200칼로리로 구성된다. (현미밥 100g, 고구마 100g 등) 월남쌈의 재료인 라이스페이퍼 1장은 20칼로리로 5장을 먹어도 100칼로리 밖에 안 된다. 한 쌈에 최대한 넣을 수 있는 많은 채소를 가득 넣어 크게 5쌈 먹으면 딱 좋다. 혹시 재료를 너무 많이 넣는다고 같이 먹는 사람의 눈치는 보지 않아도 된다. 어차피 우리는 5쌈만 먹을 거라 아무리 크게 많이 만들어 먹어봐야 1인분을 넘기지 않는다.

○ 샌드위치

많은 사람이 빵 한 쪽이 들어간 샐러드는 철저한 식단으로 여기고, 샌드위치는 일반식 한 끼로 여긴다. 채소의 양만 다를 뿐, 샌드위치의 빵 한 쪽만 떼고 먹으면 샐러드와 크게 다를 것이 없다. 어떤 샌드위치라도 좋으니 내가 먹고 싶은 샌드위치에 한쪽 빵만 떼서 먹으면 간단하고 만족스러운 다이어트 한 끼가 된다.

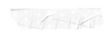

고칼로리 음식
살찌지 않게 가볍게 먹자

다이어트 중 '고칼로리 음식이 너무 당긴다! 오늘만큼은 먹어야겠다!' 하는 날, 또는 메뉴 선택권이 없어서 어쩔 수 없이 고칼로리 음식을 먹으러 가야 할 때는 다음의 가이드를 참고하자.

고칼로리 음식을 한 끼 먹었다고 살이 찌는 것이 아니라 먹은 김에 왕창 먹거나, 왕창 먹은 김에 다이어트를 잠시 내려두고 며칠간 폭식을 반복할 때 살이 찐다.

고칼로리 음식 앞에서 입이 터지지 않기 위해선 이 음식을 먹으면 붓기로 인해 당장 다음 날의 체중이 올라갈 순 있어도 진짜 살이 아닌 그저 '붓기'라는 사실을 알아야 한다.

또한, 이 음식은 오늘만 먹을 수 있는 것이 아닌 내가 원하면 언제든지 먹을 수 있는 음식으로 여겨야 한다. 그래야 음식에 대한 필요 이상의 집착이 줄어 폭식을 방지하고 적당히 먹고 만족할 수 있다.

고칼로리 음식을 먹는 날은(예정이 되어 있다면) 앞 식사를 최대한 가볍게 해주자. 종일 공복을 유지하다 고칼로리 음식 앞에 설 때 허기가 두 배로 밀려와 허겁지겁 많이 먹기 쉬우니 식사 대신 간단한 과일 혹은 샐러드를 섭취해 주는 것이 좋다.

또한, 수분 부족으로 오는 허기를 미리 방지하는 것이 고칼로리 음식으로 과식할 확률을 줄일 수 있으니 약속 장소에 가기 전에 샐러드, 물 2리터만 잊지 말자.

○ 찜닭&닭도리탕과 같은 빨간 맛, 한식

대부분 다 같이 먹는 빨간 맛 음식들은 조금씩 덜어 먹다 보면 나도 모르게 먹는 속도가 빨라지고 평소보다 많은 양의 음식을 섭취하기 쉽다. 이러한 음식은 앞 접시에 한 그릇 푸짐하게 담아 밥 반 공기와 먹자. 그래야 다른 사람들의 먹는 속도에 휘말려 과식하는 것을 방지할 수 있고 먹은 양도 체크할 수 있다.

○ 중식

대부분의 중식 메뉴는 한 그릇에 700칼로리가 넘는다. 중식은 한 가지 메뉴를 먹기보단 짜장면과 짬뽕, 탕수육에 단무지를 콜라보로 먹었을 때의 매력이 가장 크다. 그래서 중식이 먹고 싶다면 가장 먹고 싶은 메뉴를 한 가지만 골라 먹는 것이 좋다. 그리고 어떤 메뉴든 좋으니 1/2인분만 먹어 나의 하루 칼로리와 나트륨이 안전범위를 벗어나지 않게 조절하자. 그래야 중식을 즐긴 당일뿐만 아니라 다음 날 찾아오는 가짜 식욕의 위험에서 벗어나 다시 계획한 식단으로 돌아갈 수 있다.

○ 라면

라면 한 봉은 보통 500칼로리에 나트륨이 1700mg 정도이다. 1/2인분만 먹으면 칼로리는 250이다. 국물을 먹지 않는다면 나트륨은 많이 감소한다. 라면이 너무 먹고 싶다면 달걀 한 개를 넣은 라면 1/2개만 먹자. 이렇게 먹으면 건강엔 영향을 미칠 수 있어도 다이어트를 방해하지는 않는다.

○ 국밥(뼈해장국, 순대국 등)

'다이어트엔 국물이 좋지 않다'는 이야기 때문에 국밥은 다이어트의 적이라 생각하는 사람들이 많다. 그런데 국밥은 다이어트의 적이 아니다. 국 안의 건더기는 어느 정도의 간이 되어 있더라도 삶은 음식이기에 양 조절만 잘하면 더할 나위 없이 좋은 다이어트용 일반식 한 끼가 될 수 있다. 1인분으로 나오는 국밥의 밥은 반 공기, 국은 건더기 위주로 먹는다면 오늘의 다이어트도 성공이다.

○ 돈가스

돈가스는 탄수화물, 단백질, 지방의 집합체이며 고칼로리 음식이다. 이미 돈가스 자체에도 탄수화물이 충분하기에 밥은 먹지 말고 돈가스만 2/3인분 먹자. 이렇게 먹으면 고칼로리의 튀긴 음식이지만 다이어트에 크게 방해되는 양은 아니다.

○ 삼겹살(족발과 같은 고기류)

지방이 많은 고기는 적은 양에도 생각보다 칼로리가 높다. 하지만 충분한 단백질과 지방의 섭취는 지속적인 포만감을 주어 현명하게 먹는다면 다이어트에 꽤 도움이 된다. 구워 먹는 고기나 족발을 먹을 경우 밥이나 다른 식사는 피하고 채소 두 장에 고기를 올려 10쌈 정도 먹으면 된다. 밥이나 찌개만 피하고 같은 구성으로 먹는다면 사실 샐러드 카페에 파는 불고기 샐러드나 오리고기 샐러드와 다를 것이 없다.

○ 피자

피자는 튀김 요리가 아닌 구운 요리이기에 양 조절만 잘한다면 생각보다 다이어트에 크게 나쁘지 않은 메뉴이다. 다른 선택지 없이 피자만 먹을 경우 일반 L 사이즈 기준 두 조각을 먹자. 대신 다른 끼니를 바나나 한 개와 달걀 두 개의 식단처럼 간단히 해결하는 것이 좋다. 피자 가게에서 샐러드와 함께 먹을 수 있다면 신선한 채소 샐러드와 함께 피자 한 조각을 즐기자. 영양이 골고루 구성된 다이어트 한 끼 식단이 되어 더할 나위 없다. 집에서 남은 피자를 데워 먹는다면, 닭가슴살 100g을 잘 구워 피자에 올려 먹자. 한 조각으로도 단백질이 풍부하고 포만감이 좋은 닭가슴살 피자를 즐길 수 있다.

○ 치킨

치느님의 유혹은 누구라도 견디기 힘들 것이다. 특히 다이어트 중이라면 더더욱 말이다. 치킨이 먹고 싶다면, 되도록 양념이 없는 훈제 소금구이 치킨을 추천한다. 하지만 꼭 프라이드치킨이어야 한다면 프라이드치킨을 먹어도 좋다. 오븐구이 치킨을 먹는다면 3~4조각 정도 콜라 없이 소스에 찍어서 먹고, 일반 치킨을 먹는다면 1~2조각 정도 즐기는 것을 권장한다. 치맥이 당긴다면 맥주 200밀리리터 정도를 추가해도 좋다. 안 먹고 스트레스를 받는 것보다는 조금이라도 먹는 것이 다이어트에 훨씬 도움이 된다.

○ 떡볶이

매콤한 떡볶이를 먹을 땐 순대와 튀김을 곁들인다. 요즘엔 달콤한 치킨이나 핫도그와 함께 먹는 것도 유행이다. 다이어트 중에 떡볶이의 유혹을 참기 어렵다면 먹어라. 그대신 순대나 튀김 같은 메뉴 없이 떡볶이만 먹어보자. 분식의 대표 메뉴인 떡볶이는, 떡볶이 한 가지만 먹으면 생각보다 매력이 줄어든다. 그렇다고 순대나 튀김 없이 떡볶이를 왜 먹느냐고 생각하지 말자. 내가 좋아하는 떡볶이도 즐기고 다이어트에 대한 방해를 최소한으로 줄일 수 있는 가장 현명한 방법이다. 떡볶이는 2/3인분 정도만 먹기를 추천한다.

○ 햄버거

햄버거와 샌드위치의 차이는 빵의 종류, 패티의 여부 그리고 감자튀김을 함께 먹느냐 마느냐이다. 햄버거가 먹고 싶다면 콜라와 감자튀김은 패스하고, 빵 한 쪽을 덜어낸 햄버거 한 개를 즐겨보자. 샌드위치보다 칼로리와 나트륨은 높지만, '햄버거가 너무 좋아'라고 하는 사람은 애매하게 좋아하는 샌드위치보다 햄버거를 선택해 두 배 맛있게 먹는 것이 훨씬 행복한 다이어트가 된다.

○ 케이크(디저트)

케이크를 좋아한다면 일주일에 1~2일, 그중 한 끼는 식사 대신 케이크 한 조각을 먹는 것도 좋다. 달콤한 케이크는 한 조각만 먹어도 다이어트에 치명적일 것 같지만, 사실 대부분 케이크는 한 조각에 500칼로리 이내다. 케이크 이외에 나머지 식사는 탄수화물을 제외한 가벼운 샐러드로 섭취한다면, 하루 총 영양구성을 살펴보더라도 평소 다이어트 식단과 크게 다르지 않다.

먹고 싶은 음식을
행복하게 즐기는 법

다이어트를 마음먹으면 친구들과 약속을 잡지 않거나 필요한 식사 자리도 피하게 된다. 간혹 어쩔 수 없이 외식하게 되는 경우가 생기면 가기 전부터 상당한 스트레스를 받는다. 그런 중에 왕창 먹기라도 한다면 '역시 다이어트 중 외식은 무리야! 잘하던 다이어트를 다 망쳐버렸어'라고 생각하며 후회하기 일쑤다.

'다이어트 = 약속 ×'는 상당히 잘못된 공식이다. 물론, 내가 좋아하지 않는 자리에 굳이 갈 필요는 없지만, 좋아하는 사람들과의 약속도 피하다 보면 마음에 '외로움'이 차곡차곡 쌓일 것이다. 그 외로움은 결국 스트레스로 이어져 또 다른 폭식을 유발하게 된다. 결과적으로 '외식의 여부'가 내 다이어트 결과에 큰 영향을 미치지는 않는다.

우리는 먹고 싶은 음식을 '잘 즐기는' 연습을 해야 한다. 다이어트를 위해 식욕을 억누르고 샐러드만 먹다간, 식욕이 점점 더 커져 폭식을 반복하게 된다. 현미밥, 고구마, 닭가슴살, 달걀, 샐러드만 먹어야 살이 빠지는 것이 아니다. 흔히 알려진 다이어트용 메뉴들은 칼로리 대비 영양구성이 가장 효율적이거나 GI 지수가 낮은 음식일 뿐이다.

하지만 일반식에도 '적절한 한 끼의 다이어트 식사'가 얼마든지 있다. 맛있는 외식 메뉴에 살짝 센스만 더해도 '다이어트에 아주 좋은 식사'가 된다. 또한, 절대 먹으면 안 될 것 같던 치킨, 피자와 같은 고칼로리 음식은 그동안 체중감량을 위해 '이렇게' 먹으면, 다이어트에 방해받지 않고, '살찌지 않은 날', '유지하는 날'로 만들 수 있다.

　혼밥의 경우 내가 원하는 메뉴를 자유롭게 고를 수 있지만, 친구들과의 약속, 남자친구와의 데이트, 직장동료들과의 식사, 가족끼리 외식의 경우엔 메뉴를 결정할 수 있는 자유가 많지 않다. 누군가와 함께하는 시간이기에 메뉴 선택은 상의하거나 누군가의 주도하에 선택되는 경우가 꽤 많다. 어떤 메뉴든 괜찮다. 외식하러 가기 전에 오늘 먹을 메뉴의 외식 가이드만 숙지하고 가면 나의 다이어트에 브레이크가 걸리지 않는다.

　자극적인 맛으로 인해 적당히 먹기 어려운 고칼로리 메뉴도 쉽게 양 조절 하는 꿀팁을 꼭꼭 눌러 담았으니 약속 장소에 가기 전 꼭 메뉴를 체크하고 집을 나서자! 그러면 다이어트 중 외식이 더 이상 두렵지 않을 것이다.

고칼로리 음식

섭취 가이드

① **중식** : 가장 먹고 싶은 메뉴를 한 가지만 골라 1/2만 먹는다.

② **라면** : 달걀 한 개를 넣은 라면 1/2개만 먹는다.

③ **삼겹살** : 채소 두 장에 고기를 올려 10쌈만 먹는다.

④ **국밥** : 국물 대신 건더기 위주로 밥 반 공기와 먹는다.

⑤ **햄버거** : 콜라와 감자튀김은 패스, 빵 한 쪽을 덜어낸 햄버거를 먹는다.

⑥ **떡볶이** : 오로지 떡볶이만 2/3인분을 먹는다.

⑦ **피자** : L 사이즈 기준으로 두 조각을 먹는다.

⑧ **돈가스** : 밥은 패스, 돈가스만 2/3인분 먹는다.

⑨ **치킨** : 훈제 소금구이로 3~4조각, 프라이드치킨으로 1~2조각 먹는다.

⑩ **케이크** : 한 끼의 식사 대신 케이크 한 조각을 먹는다.

part. 4

무너지게 되는 날,
족집게 솔루션

다이어트를 성공적으로 이끌기 위해선 일상 속 체중이 오르게 만드는 요소들을 줄여나가는 것이 정답이다. 그동안 찌고 빠지고의 반복으로 몇 년의 다이어트에도 내 체중과 몸매가 요지부동이라면, 다시 새로운 다이어트 계획을 세우기 이전에 '나를 살찌게 만드는 상황들'을 파악해보자.

더 강력한 다이어트로 살 빠지는 속도를 가속화하는 것보다 체중감량을 말짱 도루묵으로 만드는 상황들을 줄여나가는 것이 진정으로 요요 없는 다이어트를 이어나갈 수 있는 솔루션이다.

내가 상황별 힘들어 하는 정도를 체크해보자.

× 나는 상관없어!   △ 그럴 때도 있고, 아닐 때도 있어!   ○ 이거 100% 내 이야기다!

	질문	×	△	○
1	혼자 있을 때 많이 먹는다.			
2	약속에 나가면 많이 먹는다.			
3	부모님 집에 가면 종일 먹는다.			
4	야식이 생각나 잠들기 어렵다.			
5	새벽에 야식을 먹어야 다시 잠이 든다.			
6	아침에 특히 식욕이 왕성하다.			
7	디저트 끊기가 어렵다.			
8	탄산음료를 끊기가 어렵다.			
9	술에 취하면 왕창 먹는다.			
10	술 마신 다음 날 왕창 먹는다.			
11	월경 주기만 다가오면 끊임없이 배고프다.			
12	주기적으로 폭식을 반복한다.			

혼자 있을 때 많이 먹는다

누군가와 함께 식사할 땐 적당히 먹는데, 약속에서 돌아온 후에 많이 먹거나 혼자 있는 시간에 식욕이 왕성해진다면 누군가와 함께 식사하는 시간을 돌이켜보자.

'혼자 있는 시간 vs 누군가와 함께 있는 시간' 중 유독 한쪽 상황에서 식욕을 주체하지 못한다면 그 원인은 의외로 반대의 상황에 있다.

밖에서 사람들과 시간을 보내고 집에 와서, 또는 가족들이 모두 자는 새벽에 혼자만의 시간을 가지다 폭식이 시작된다면 누군가와 같이 있는 시간에 마음 편히 음식을 즐기지 못했기 때문이다.

이유는 각자 다양하다. '나는 다이어트 하는 사람'으로 인식되어 있어서 그에 맞는 모습을 보이기 위해 절제하며 먹기도 하고, 누군가에게 많이 먹는 모습을 보여주는 것이 부끄러워서 함께 먹을 땐 음식에 집착하지 않기도 한다.

때로는 가족 중 누군가가 내 다이어트를 응원하기에 그 기대에 부응하기 위해 애써 '소식'을 하기도 한다.

함께 먹을 때 양이 얼마든 간에 마음 편히 음식과 시간을 온전히 즐겼다면 문제 될 것이 전혀 없다. 다만 타인의 시선 때문에 '이럴 땐 이래야 해'라는 강박 속에 함께하는 식사 자리가 눈치 보며 먹는 시간으로 고착된다면 어떤 음식을 먹든 만족할 수 없다. 그래서 혼자 있는 시간에 그때 만끽하지 못한 음식을 2~3배로 보상받고 싶어진다.

　혼자 있는 시간의 식욕 때문에 힘들다면, 누군가와 함께 먹는 자리에서 충분히 먹으려고 시도해보자. 적당히 먹는 습관이 익숙하지 않아, 먹다 보니 지나치게 많이 먹게 되어도 괜찮다. 충분히 먹어도 좋으니 내 마음이 만족할 수 있게 먹어야 한다. 그래야 혼자 있을 때 남몰래 시작되는 식사 2차전을 줄일 수 있다.

　같이 있을 때 먹으려고 시도하다 너무 많이 먹더라도 후회하지 말자. 그때 억눌러봤자 결국 혼자 있는 시간에 '폭식'이라는 결과를 만들어 다이어트를 원상 복귀시킬 것이다. 지금은 무작정 잘하려고만 하지 말고 반복적으로 폭식하는 패턴을 정확히 인지한 후 그 패턴을 고치고 줄여나가는 것이 필요하다.

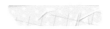

약속에 나가면 많이 먹는다

앞서 이야기한 내용과 반대되는 상황이지만 결국 같은 이야기다. 혼자 있을 때는 나만의 다이어트 식단을 잘 유지하다가 친구들과의 약속, 남자친구와 데이트만 하면 그동안 참아오던 식욕이 물밀 듯이 몰아치는 이유는 누군가와 함께 있는 시간을 '내가 유일하게 음식을 먹을 수 있는 시간'이라고 여기기 때문이다.

평소 혼자 있는 시간에 건강하고 클린한 다이어트 식단을 유지하려 부단히 노력했다면, 누군가와 함께 있는 시간을 다이어트 식단으로부터의 도피처라 여기게 된 것이다. 물론 약속 장소에 나갈 때마다 '적당히 먹고 무너지지 않으리'라고 매번 다짐하겠지만, 오늘은 왠지 먹어도 괜찮을 것 같은 마음에 자꾸만 디저트를 찾게 된다.

다이어트 중 현명하게 치팅데이를 가지는 것은 너무나 좋다. 다만 평소에 내가 먹고 싶던 것을 적당히 즐기며 먹는 것이 아닌 '지금이 아니면 안 된다'란 생각으로 예방접종처럼 미리 먹어두는 것은 옳지 못하다.

자꾸만 이런 상황이 반복된다면 누군가와 함께 있을 때 특히 생각나는 음식의 종류를 파악해보자. 매운 음식, 치킨, 디저트, 고칼로리 한식 무엇이든 좋다. 생각나는 그 음식들을 혼자 있는 시간에 내가 먹고 싶다면 언제든 먹을 수 있다고 생각을 바꿔보자.

물론 생각날 때 언제든 시켜 먹어도 좋다. 그래야 누군가와 함께하는 시간에 과식하거나 폭식하는 습관을 줄여 다이어트를 원상 복귀시키는 상황들을 줄여나갈 수 있다.

누군가와 있을 때 자꾸만 많이 먹게 된다면 약속을 줄이거나 피할 것이 아닌 혼자 있는 시간에 '내가 먹고 싶은 음식'을 적당히 먹는 연습을 시작하자.

여러분은 할 수 있다!

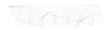

부모님 집에 가면 종일 먹는다

유독 기숙사에 살거나 자취하는 다이어터들에게 이런 경우가 많다. 오랜만에 사랑하는 부모님을 뵙는 것도 좋고 현란한 솜씨의 엄마표 집밥을 먹는 것도 설레지만, 집에만 다녀오면 1~2kg이 기본으로 찌는 바람에 설렘보단 두려움이 앞선다. 평소 조절을 잘 하다가도 부모님 집에만 가면 적당히 먹기 어려운 가장 큰 이유는 '먹는 시간과 먹지 않는 시간에 대한 경계'가 사라지기 때문이다.

오랜만에 아들, 딸이 온다는 반가운 마음에 부모님은 별것 없다며 상다리가 부러질 만큼의 푸짐한 상을 차려 주실 것이다. 그렇게 다이어트는 잠시 잊고 마성의 집밥을 든든히 먹고 나면, '과일은 살 안 찐다'며 당도 높은 과일을 후식으로 또 내어주신다.

그렇게 배불리 먹고 편한 마음에 뒹굴뒹굴하다 보면 소화가 되기도 전에 금세 다음 식사시간과 마주한다. 분명히 먹지 않으려 다짐했지만, 막상 정성이 가득 담긴 식탁을 외면하기란 여간 어려운 일이 아니다. 그렇게 두 끼 정도 먹으며 더부룩한 위장과 컨디션이 찾아오지만, 결국 음식에 사로잡혀 부모님이 권유하지 않더라도 이것저것 음식들을 계속 먹게 된다.

부모님의 집에 방문할 때마다 왕창 먹고 살이 쪄 스트레스를 받는다면, 먹는 시간과 먹지 않는 시간을 정확히 구분해보자. 음식은 적당히 기분 좋게 먹은 상태에선 멈추기가 쉽다. 배부른 상태에서는 오히려 식사를 멈추는 것이 어렵다.

적당히 기분 좋게 먹은 상태는 몸도 가볍고 컨디션도 좋아, 숟가락을 내려놓아도 만족이 되지만, 배가 부른 상태에선 몸도 마음도 늘어져 이미 다이어트는 잊어버리고 점점 더 배부른 상태로 향해 간다. 결국, 부모님 집에서 한 번 배부른 컨디션이 세팅되고 나면 늘어진 상태로 끊임없이 먹기만 하다 돌아오게 된다.

가능하다면 아침은 스킵하여 공복을 유지하고 점심과 저녁 두 끼만 만끽하자. 기본 식사에 이것저것 과일과 주전부리를 지속해서 먹으면 금방 2000~3000칼로리를 훌쩍 섭취하게 된다.

아침을 스킵하고, 간식까지 확실하게 패스한 후 오로지 점심 그리고 저녁만 먹자. 집밥으로 점심, 저녁을 먹되 밥 1/2공기와 반찬을 적당히 즐기면 많아도 700칼로리 정도가 된다. 두 끼를 먹어도 1400칼로리로, 하루 기초대사량과 비슷해진다.

혹시 이렇게 먹는 것이 많이 먹는 것처럼 느껴진다면, 평소 해오던 다이어트 식단이 지나치게 조금 먹은 것은 아닌지 돌이켜봐야 한다. 앞서 추천한 식사법으로도 충분히 살이 빠질 수 있으며 하루 사이 1~2kg이 찔 수 있는 양이 되지 않는다.

1~2일 사이 체중의 변화에 민감하게 반응하지 않으면 좋겠다. 내 신체 리듬, 컨디션과 수분량의 차이로 살이 쪘어도 체중이 잠깐 낮게 나올 수도 있고, 빠졌어도 높게 나올 수 있다.

체중을 자주 재며 결과에 따라 스트레스를 많이 받는다면, 오히려 일주일이나 한 달에 한 번 정도만 가벼운 마음으로 측정하는 것이 좋다.

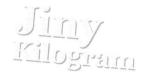

야식이 생각나 잠들기 어렵다

식욕이 왕성해지는 시간대는 사람마다 다르다. 물론 다이어트를 하는 중이라면 내내 식욕과의 사투를 벌이겠지만 매번 다이어트를 무너지게 만드는, 참다가 결국 포기하고 먹게 되는 각자 개인의 시간대가 있다. 그중 많은 다이어터들이 가장 힘들어하는 시간이 야식이 창궐하는 저녁이다. 야식 습관은 굳어질수록 체중감량은 물론 건강한 수면 습관과도 멀어지게 된다.

그러나 전날 먹은 야식에 대한 죄책감으로 다음 날 허기질 때까지 공복을 유지하다간 다음 날 또다시 야식의 유혹에 넘어가게 되는 악순환을 만든다. 이런 사람들의 마음은 낮엔 편안하지만 어두운 밤이 될수록 점점 불안해진다.

전날의 야식에 대한 죄책감을 덜기 위해 대책 없이 굶었다면 여러분이 불안을 느끼는 늦은 시간에 식욕이 두 배는 더 왕성해지는 것이 당연하다 하겠다.

반복되는 야식 패턴을 줄이기 위해선 평소 야식 먹는 시간에서 3시간 정도 앞당긴 시간에 양질의 저녁을 먹는 것이 좋다. 여기서 말하는 양질의 저녁 식사란 탄수화물, 단백질, 지방 그리고 식이섬유가 골고루 갖추어진 건강한 밥상을 말한다.

예를 들어 평소 12시에 야식을 자주 먹었다면, 낮엔 탄수화물을 제외한 샐러드류의 건강하고 가벼운 식사를 하고, 12시에서 3시간 앞당긴 저녁 9시에 하루 중 가장 푸짐한 식사시간을 가지는 것이다

가장 추천하는 식단은 밥 100g, 모둠 채소 쌈, 닭가슴살 혹은 삶은 고기 100g, 김치와 된장 조금이다. 이렇게 식욕을 필요 이상으로 자극하지 않으면서 포만감이 가득한 식사를 하여야 늦은 시간에 찾아오는 식욕에 대한 불안을 잊고 편히 잠들 수 있다.

9시면 늦은 시간인데 그때 먹으면 살이 찌지 않을까 하는 걱정은 하지 않아도 된다. 내가 살이 찌느냐 빠지느냐의 여부는 얼마나 일찍 식사를 마무리하느냐가 아닌 하루 총섭취량이 얼마만큼인가에 달려있다. 무엇보다 밤 12시(자정)에 야식으로 치킨, 피자, 족발을 시켜 먹고 바로 잠드는 것보다 9시에 양질의 저녁 식사를 하는 것이 다이어트에도, 건강에도 훨씬 좋다.

늦은 시간 식욕으로 인해 마음이 자꾸만 불안정해진다면, 갑자기 야식을 끊는 것이 아닌 야식 시간을 조금씩 앞당기는 것이 야식 습관과 수면 습관도 천천히 개선해 나갈 수 있다.

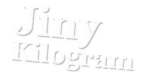

새벽에 야식을 먹어야 다시 잠이 든다

　잠들기는 쉬운데 새벽에 깨서 야식을 먹고 잠드는 습관이 있다면 실제로 배가 고파 깬다기보단 음식을 먹어야 한다는 불안감에 깨는 패턴이 만들어져 있는 것이다. 이 습관을 없애기 위해 마냥 '오늘은 그냥 잠들어야지!' 하고 다짐해봤자 자다 깬 몽롱한 상태의 선택을 막기란 여간 어려운 일이 아니다.

　이럴 때는, 앞선 내용과 마찬가지로 9시 정도의 시간에 양질의 저녁 식사를 해주는 것이 좋다. 또한, 새벽에 깼을 때 충분히 먹어도 되는 먹거리를 준비해 두는 것도 좋다. 이때 가장 추천하는 종류는 호박즙, 호박 사과즙, 양배추즙 같은 많이 달지 않은 즙이다.

　달지 않은 즙을 미리 준비해 두고 잠에서 깨면 일단 즙부터 마셔보자. 추천한 채소즙 혹은 채소 과일즙은 당이 높지 않아 달달한 과일즙보다 혈당을 크게 자극하지 않고, 음식에 대한 욕구도 어느 정도 만족시켜 줄 것이다.

　달지 않은 채소즙은 칼로리도 30칼로리 이내로, 자꾸만 자다 깨서 음식을 먹는다면 미리 준비해 둔 채소즙으로 폭식을 시도하자. 듬뿍! 먹어도 좋다는 생각으로 마음 편히 먹는 것이 포인트다. 처음에 세 봉으로 만족하지 못한다면 열 봉을 뜯어 먹어도 좋다.

물론 건강식도 많이 먹으면 몸에 해롭다. 하지만 새벽에 편의점 과자, 라면, 치킨을 먹고 자는 것보단 훨씬 이롭다. 위에 최대한 부담이 적은 액체류의 건강한 음식을 먹고 취침하는 패턴이 반복되다 보면 갈수록 즙의 섭취량은 줄어들 것이다. 나중엔 새벽에 깨더라도 금방 다시 잠이 들거나 깨지 않고 푹 자는 날들이 조금씩 늘어날 것이다.

자다 깨서 먹는 패턴이 생겼다면, 의식이 완전히 돌아오지 않은 몽롱한 상태에 무방비로 먹는 일이 부지기수이다. 이럴 때 냉장고 앞이나 먹거리가 있는 수납장 앞에 의자와 같은 장애물을 설치해두는 것도 좋은 방법이다. 잠에서 깨 음식을 먹기 위해 전날 설치한 장애물을 치우다 보면 어느새 정신이 맑아져 '먹지 않고 다시 잠을 요청할' 확률이 높아진다.

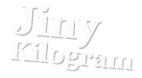

아침에 특히 식욕이 왕성하다

식욕이 왕성해지는 시간대는 각자 다양하다. 사람들 중에는 일어나자마자 배고픔을 크게 느끼는 사람들이 있다. 이들은 정신이 맑아지기 전에 이미 어떤 음식이든 먹고 있다. 내 몸의 컨디션이 채 깨어나기도 전에 음식을 섭취하면 야식만큼은 아니지만, 생각보다 소화기에 부담을 준다.

또한, 아침부터 많은 양의 음식을 섭취할 경우 오늘 이미 다이어트는 글렀다는 마음에, 그날의 모든 식사를 필요 이상으로 계속 먹기가 쉬워진다.

아침 배고픔이 가장 왕성하다면 얼마든지 먹어도 좋다. 다만, 기상 직후에 바로 섭취하기보다는 야외로 나가 딱 10분만 산책하는 정성을 기울여보자.

식욕은 내 생각을 작은 집착에 가두면서 시작되고 고착된다. 잠깐 햇볕을 쬐고 맑은 공기를 마시는 것만으로 아침 식욕에 관한 생각은 생각보다 별것 아님을 느끼게 만든다.

그리고 집으로 돌아와 산책하기 전과 같이 배가 고프더라도 기상 직후 몽롱한 상태에서 먹는 것보다 훨씬 편안하고 만족스럽게 식사에 임할 수 있다.

만약 아침과 늦은 시간 모두 식욕이 왕성하다면, 아침의 공복 시간을 조금씩 늘려주는 것이 좋다. 아침의 공복을 오래 유지하기 어렵다면 공복을 크게 깨지 않는 커피, 소금, 혹은 방탄 커피를 활용하는 것도 도움이 된다.

방탄 커피를 도전해 볼 생각이라면, 인터넷에 흔히 알려진 비율의 레시피보단 맛과 칼로리에 대한 부담이 적은 방탄 커피 라이트 버전인 '이즈니 버터 4g, 코코넛 오일 2g, 커피 4g'의 레시피를 추천한다.

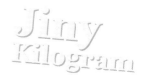

디저트 끊기가 어렵다

　디저트 때문에 다이어트를 힘들어하는 사람들의 식단은 대부분 음식 섭취 사이의 간격이 좁다. 2~3시간 이내로 식사나 간단한 간식을 계속 달고 있으며 다이어터의 다양한 케이스 중 공복 시간에 대한 두려움이 가장 크다. 지속해서 음식을 먹는 경우 조금의 공복만 유지해도 심리적 허기가 찾아오는 것이 당연하지만, 사실 디저트를 틈틈이 섭취할 경우 짧은 시간 혈당에 많은 영향을 주어, 오히려 안 먹는 상황보다 훨씬 음식을 갈구하게 만든다.

　혹시 다이어트에 있어 가장 힘든 점이 디저트에 대한 집착이라면 일주일 중 디저트 먹는 시간을 따로 정해두면 좋다. 달콤한 간식을 끊기 위해 '오늘부터 달콤한 음식은 절대 안 먹을 거야'라고 다짐하면 그 절제가 간식에 대한 더 큰 욕구를 일으켜 며칠 내로 더 많은 양의 디저트를 먹게 된다. 반대로 '조금씩 줄여야지!'라는 애매한 계획을 세우면 지금과는 크게 다르지 않은 양의 디저트를 먹게 되어 변화 없는 몸에 답답함을 느낄 것이다.

　이들에게 추천하는 솔루션은 7일 중 1~2일 정도는 한 끼 대신 디저트 먹는 시간을 정하는 것이다. 일명 '디저트 타임!' 디저트 타임엔 내가 좋아하는 정말 맛있는 디저트를 준비해 죄책감 없이 만끽하는 시간을 가지는 것이다.

그동안 디저트를 먹기 시작하면 지나치게 먹었다고 두려워하지 말자. 억누르고 절제하다 먹은 경우엔 먹은 김에 먹자는 마음과 함께 폭식의 시발점이 되지만, 스스로 디저트를 얼마든 먹어도 되는 시간이라 정하고 온전히 즐긴다면 생각보다 적은 양으로도 충분히 만족할 수 있다.

가장 추천하는 패턴은 7일 중 하루, 세끼 중에서 점심으로 '디저트 타임'을 가지는 것이다. 아침은 스킵한 후 편의점에서 산 빵이 아닌 소문난 맛집의 정말 맛있는 빵이나 간식을 준비해 달콤한 맛을 느끼며 어떻게 만들어졌을지 상상하며 온전히 즐기는 것이다. 이때 600칼로리 이내의 양으로 준비한다.

점심의 간식은 대부분 탄수화물이기에 저녁으로 탄수화물을 제외한 단백질과 지방이 풍부한 샐러드(추천 샐러드 : 닭가슴살+아보카도 샐러드, 연어 샐러드)를 먹으면 하루 총 영양구성이 다른 다이어트 날과 크게 다르지 않다.

그뿐만 아니라 내가 좋아하는 디저트를 충분히 즐기는 시간을 가진 덕분에 이후 샐러드도 더 행복하고 맛있게 먹을 수 있다.

만약 앞서 설명한 패턴을 유지하다 '디저트 타임'이 아님에도 유독 디저트가 먹고 싶다면 작게 포장된 간식을 먹자. 간식에 대한 니즈가 강해질 때 무턱대고 대용량의 간식을 사게 되면 결국 멈추지 못해 다 먹고 후회가 밀려온다. 하지만 작은 봉지를 먹으면 다 먹어도 크게 다이어트에 방해되지 않을 양이라 심리적 안도감을 얻을 수 있다. 그와 동시에 간식을 먹었다는 죄책감도 줄일 수 있다.

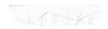

탄산음료를 끊기가 어렵다

　탄산음료 중독은 디저트와 마찬가지로 음식 섭취에 대한 휴식 시간 없이 끊임없이 섭취한다. 콜라, 사이다와 같은 탄산음료에 집착이 강하다면 매일 마시되 탄산이 가장 당기는 시간대를 찾아 그때 마셔라. 마치 아껴둔 히든카드를 꺼내어 사용하듯이 탄산음료 마시는 시간을 '잔스'라 여기고 마실 수 있는 시간에 탄산음료 한 잔을 온전히 만끽해라.

　또한, 처음엔 제로 콜라, 0칼로리 사이다와 같은 설탕이 함유되어 있지 않은 탄산음료로 대체하다가 이후에 천천히 탄산수에 과일식초를 희석한 것을 마시고, 좀 더 지나서는 과일 향 나는 탄산수나 무첨가 탄산수로 조금씩 바꾸어 나가는 것을 추천한다.

　이때 주의할 점은 제로 콜라에 들어 있는 설탕 감미료는 마신 직후엔 탄산이 주는 포만감이 생기지만, 이후 가짜 식욕을 유발하며 건강에 해로울 수 있다. 0칼로리라고 안심하고 의지하기보단 탄산음료를 끊는 용도로 여겨주는 것이 좋다.

　또한, 치킨이나 피자처럼 탄산음료와 함께 먹으면 맛이 배가 되는 음식들을 먹을 땐 오히려 탄산음료가 해당 고칼로리 음식을 더 많이 먹게 만드는 역할을 한다. 고칼로리의 음식도 좋고 탄산음료도 좋다면, 고칼로리 음식을 충분히 먹은 다음에 마무리로 탄산음료 마시기를 추천한다. 먹는 순서를 조금 바꿈으로써 전체적인 음식 섭취량을 줄이는 것이다. 느끼함을 달래줄 탄산음료가 없어서 고칼로리의 음식 섭취량도 줄일 수 있고, 먹은 음식으로 이미 포만감이 생겼기에 탄산음료도 입이 정돈될 만큼의 소량으로 충분히 만족할 수 있다.

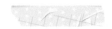

술에 취하면 왕창 먹는다

술을 석 잔만 마셔도 식욕 억제 호르몬인 렙틴이 30% 정도 줄어든다. 또한, 식욕을 억제하는 뇌의 시상하부에 직접적인 영향을 주기 때문에 고칼로리 음식에 대한 욕구를 증가시킨다. 그래서 술자리에서는 평소보다 더 많은 양을 먹게 되고, 기름진 튀김이나 면 요리, 국물 요리가 당기는 것이다.

호르몬 때문이라는 이유는 일부에 불과하다. 여러분이 술과 안주를 한 번 먹기 시작하면 계속 먹는 이유 그리고 술에 취해 필름이 끊긴 상태에서 엄청난 양의 음식을 먹는 이유는 평소 다이어트하느라 식욕을 억제했기 때문이다. 다음 날 기억이 나지 않을 정도로 '취했을 때 음식을 먹는 정도'는 그동안 내가 '억눌려 왔던 식욕'과 비례한다. 다이어트에 관심이 없는 사람 혹은 적당히 즐기면서 자기관리를 하는 사람은 술에 취하더라도 필요 이상으로 음식을 먹지 않는다.

술에 취했을 때마다 왕창 먹는다면 어떻게 해결하는 것이 좋을까. 물론 근본적인 해결책은 술에 취해도 식욕이 화나지 않게 평소 음식에 대한 욕구를 잘 다스리는 것이다. 하지만 오랜 기간 다이어트의 반복과 실패를 거듭했다면 식욕은 불안정한 상태에 놓이게 될 것이고, 안정권으로 되돌리는 데에 긴 시간이 걸린다.

만약 술자리에서 한 번 먹기 시작하면 끊임없이 먹는 스타일이거나 술에 취하면 기억에 없는 수많은 고칼로리의 음식들을 먹어치우는 습관이 있다면, 식욕이 안정권에 들기 전까진 취하지 않도록 적당히 마시는 것이 좋다.

　그동안 술을 취하기 위해 즐겨왔다면 이제는 한두 잔 정도만 곁들이며 함께 마시는 누군가와 보내는 시간 자체를 즐겨보자. 그러면 적당히 기분 좋은 컨디션으로 잠들어 다음 날도 가벼운 아침을 맞이해 숙취 없는 맑은 하루를 보낼 수 있다.

　다이어트와 술 먹방 두 가지를 모두 포기할 수 없다면 냉정히 생각해보자. 술에 취해서 술과 안주를 왕창 먹는 것이 나쁜 게 아니라 그렇게 참아오던 고칼로리 음식을 왕창 먹었는데, 먹은 기억도 없이 내 뱃속에 고스란히 칼로리만 쌓여있는 것만큼 억울한 상황이 또 있을까! 마치 누군가 내 몸에 들어와 음식을 맘껏 먹여놓고 도망간 듯 억울할 것이다.

　만약 앞으로 술자리가 생긴다면 술만 한두 잔 즐기려고 노력해보자. 혹시 오늘 취하도록 마시고 싶다면, 차라리 좋아하는 친구와 엄청 맛있는 음식에 취하러 가는 것은 어떨까?

술 마신 다음 날 왕창 먹는다

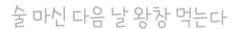

글리코겐은 우리 몸이 제일 먼저 사용하는 에너지원을 말한다. 과음한 다음 날이면 우리 몸은 알코올을 처리하기 위해 글리코겐을 상당 부분 사용하게 되는데, '이것'이 급히 사용되어 체내에 부족해지면 허기가 물밀 듯 밀려온다.

글리코겐은 탄수화물로 보충할 수 있으므로 술 마신 다음 날 설탕이 들어간 군것질이나 면, 밀가루 요리가 유독 당기는 것이다.

또한, 술은 이뇨작용을 촉진해 다음 날 우리 몸을 수분 부족 상태에 놓이게 만든다. 보통 술 마신 다음 날 안주를 많이 먹었어도 평소보다 날씬해 보이는 이유는 아쉽게도 살이 빠진 것이 아니라 수분과 글리코겐이 부족해진 탓이다.

술 마신 다음 날의 폭식을 예방하기 위해선 일어나자마자 샤워부터 하는 것이 좋다. 체내의 부족한 수분을 일부 채워주는 동시에 판단이 흐려진 정신을 맑은 상태로 만들어 해장 폭식을 방지할 수 있다.

술 마신 다음 날의 이상적인 루틴은 샤워 후 러닝머신을 30~40분 정도 가볍게 뛰며 1리터 정도의 수분을 섭취하는 것이다. 이후 좋은 컨디션으로 닭가슴살 샐러드와 같은 가벼운 식사를 권하지만, 전날의 과음으로 헬스장에 향할 힘도 없다면 종일 누워있어도 좋다. 하지만, 잠깐 일어나 샤워라도 하고 다시 누워서 쉬자. 그냥 누워있을 때보다 고칼로리 해장 음식에 관한 생각을 70%는 줄여줄 것이다.

폭음한 다음 날 첫 끼로 고칼로리의 음식을 접하게 되면 많은 양을 먹게 되는 것이 당연하다. 식욕을 무작정 참으려 하기보단, 당연히 과식할 수밖에 없는 상황을 최대한 피하거나 줄이는 것이 현명한 다이어트 방법이다.

월경 주기만 다가오면
끊임없이 배고프다

월경 전엔 호르몬의 영향으로 식욕이 왕성해지고, 월경 중엔 많은 양의 혈액 배출로 인해 왠지 내 몸을 위해 먹어주어야 할 것 같다. 그리고 월경 후엔 다이어트 황금기라 PMS(월경 전 증후군) 전에 먹은 디저트를 빠르게 태울 기회라 생각하고 파이팅 넘치는 계획을 세웠다가 오히려 무너지기 일쑤다.

인터넷에 월경 주기별 다이어트 방법에 대한 정보가 많다. 물론 맞는 말이지만, 이 정보를 믿고 그대로 따르다간 매달 하는 월경 때마다 다이어트가 휘청거릴 것이다. 호르몬도 중요하지만, 항상 더 귀 기울여야 할 것은 '내 마음의 소리'이다.

월경이 다가올 때 평소보다 식욕이 왕성해진다면 호르몬의 영향도 있지만 '나는 월경이 다가오면 식욕을 주체하지 못해!'라는 생각이 만들어낸 가짜 식욕도 한몫한다.

월경 일주일 전과 진행 중엔 평소 먹던 식단에 300칼로리 정도를 추가해 이 정도는 더 섭취해도 되는 범위라 여기고 편히 먹자. 그래야 마음에 부담이 줄어 가짜 식욕이 누그러지며 내 몸이 진짜로 필요한 만큼만 섭취할 수 있다.

평소 1200칼로리의 다이어트 식단을 계획했다면 이 기간엔 1500칼로리를 계획하고, 달콤한 간식이 생각난다면 영양균형은 잠시 미루어두자. 하루 섭취 칼로리 선에 맞추어 간식을 즐기는 것이 월경 전과 월경 중의 폭식을 방지할 수 있다.

　나아가 월경이 끝난 이후에 지나치게 굶는 다이어트를 계획하지 않아도 되기에 체중과 감정의 굴곡 없이 원활하게 잘 이어나갈 수 있다.

　유독 음식이 먹고 싶다면, 먹는 자신의 모습을 미워하고 버려두기보단 '내 몸이 음식을 필요로 하고 있구나'라며 내 몸의 신호에 집중해보자. 내 몸이 전하는 이야기를 억누르지 말고 존중해 주어야 다이어트와 식욕에 대한 스트레스를 줄일 수 있다.

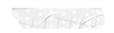

주기적으로 폭식을 반복한다

자꾸만 반복되는 폭식으로 몸도 마음도 힘든 상태라면, 폭식한 직후의 나를 그대로 직시해야 한다. 절제하지 못하고 먹은 스스로가 답답하여 외면하고 싶겠지만, 그 상태의 컨디션을 지속해서 느끼고 생각해야 한다. 만약 오늘도 폭식했다면 그건 한심한 선택이 아닌 '현재의 불안에서 벗어닐 수 있는' 가장 효과적인 방법을 선택한 것일 뿐이다.

스트레스가 올라오거나 불안이 생길 때 음식이 생각나고 먹을까 말까의 초조함에 놓여있느니, 먹고 늘어져 버리면 이 불안 속에서 빨리 벗어날 수 있기에 반복적으로 '폭식'을 선택하는 것이다.

폭식 습관을 없애기 위해선 폭식을 한 이후 먹은 양을 외면하고 더부룩한 컨디션을 버려둔 채 잠들 것이 아닌 먹은 이후 무슨 생각이 드는지, 내 컨디션이 어떤지를 그대로 바라보아야 한다.

'나 자신'에게 나는 폭식한 이후의 결과를 좋아하지 않는다는 것을 반복적으로 인지시켜 주어야 한다. 그래야 또 다른 불안한 상황이 오더라도, '아, 지금 먹을까 말까 고민되지만 지금 먹는 것은 최선의 선택이 아니야'라는 생각으로 폭식의 빈도를 줄여나갈 수 있다.

나쁜 습관은 하루아침에 갑자기 없애는 것이 아닌 조금씩 줄여
나가야 하며, 꾸준히 줄여나가기 위해선 나쁜 습관이 반복되었을
때 나에게 어떤 영향을 미치는가를 끊임없이 느끼고 공부해야 한
다. 그래야 나쁜 습관이 올라올 때, 진정으로 나를 위한 선택을 할
확률이 높아지고, 결과적으로 그 습관에서도 벗어날 수 있다.

〈Secret Mind Diet Diary〉를 잘 활용하는 방법은,
첫 장부터 순서대로 읽는 동시에 하루하루 기록을 시작하는 것이 좋다.
기록하며 아쉬웠던 부분 혹은 무너지는 날이 발생하면
해당 상황의 비슷한 페이지를 찾아 그 부분만 읽은 후 참고해 하루를 되돌아보고,
이후엔 어떻게 적용하면 좋을지 잠깐의 고민하는 시간을 가진 뒤 하루를 마무리한다.

이후의 다른 날들도 동일하게 책을 읽고 싶은 시간에 순서대로 읽다가 하루 마무리, 기록지 작성 후
아쉬운 부분은 다시 해당 페이지를 펼쳐 읽고 적용하기를 반복하면 된다.

〈Secret Mind Diet Diary〉를 활용하는 동안은 단순히 최대한 빠른 체중감량이 아닌 스스로에 대해
돌아보고 내가 행복할 수 있는 자기 관리법에 관해 탐구하는 시간을 가진다고 생각하기를 바란다.

* 기록지가 더 필요하다면 QR코드를 찍어서 기록 파일을
  내려받아 편안하게 활용하는 것을 추천한다.

SECRET MIND DIET

Diary

다이어트는 건강한 습관을 길들이는 과정입니다

REST

취침	기상	수면 만족도
23:00	09:00	☹ ☺ 😄

요즘 잠이 부족하다 느꼈는데
오랜만에 푹 자서 너무 좋다 :)

MEAL

시간	메뉴 & 양	포만감
11:00	요거트 1컵, 그래놀라 2T, 꿀	적당
15:00	전주 비빔 삼각김밥 1개, 감동란 2개	적당
19:00	참치 비빔밥(밥 1/2, 고추장 아주 조금)	기분 좋게 배부름

HEALTH

시간	운동	강도(저 / 중 / 강)		
12:00	산책 30분 가볍게 걸었음	☑	○	○
14:00	필라테스 50분	○	☑	○
		○	○	○

ETC

찬물보다 실온을 마시려 노력함

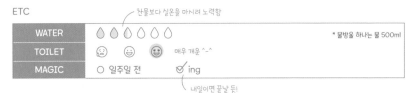

WATER	◐ ◐ ◐ ◐ ◐ ◐	* 물방울 하나는 물 500ml
TOILET	☹ ☺ 😄 매우 개운 ^-^	
MAGIC	○ 일주일 전　☑ ing	

내일이면 끝날 듯!

내 마음 조금 더 살피기

오래 자서 얼굴이 조금 부어 있긴 했지만 오랜만에 푹 잔 것 같아 너무 좋았다. 요거트 먹고 날이 많이 풀려서 잠깐 걸었는데 화장실도 다녀오고!!)_(역시 행복인 것 같다. 요즘 적당한 양으로 먹고 만족하기가 꽤 익숙해져서 감량에 욕심내지 않고 차근차근! 먹은 후의 컨디션도 좋도록 적당히 먹기에 더 집중해보자 :)

DATE   .   .   .

REST

취침	기상	수면 만족도
		😫 🙂 😄

MEAL

시간	메뉴 & 양	포만감

HEALTH

시간	운동	강도(저 / 중 / 강)
		○ ○ ○
		○ ○ ○
		○ ○ ○

ETC

WATER	○ ○ ○ ○ ○ ○	* 물방울 하나는 물 500ml
TOILET	😫 🙂 😄	
MAGIC	○ 일주일 전 ○ ing	

내 마음 조금 더 살피기

REST

취침	기상	수면 만족도		
		😫	😊	😀

MEAL

시간	메뉴 & 양	포만감

HEALTH

시간	운동	강도(저 / 중 / 강)		
		○	○	○
		○	○	○
		○	○	○

ETC

WATER	🌢 🌢 🌢 🌢 🌢 🌢	* 물방울 하나는 물 500ml
TOILET	😫　😊　😀	
MAGIC	○ 일주일 전　　　○ ing	

내 마음 조금 더 살피기

REST

취침	기상	수면 만족도
		😫　😊　😄

MEAL

시간	메뉴 & 양	포만감

HEALTH

시간	운동	강도(저 / 중 / 강)
		○　○　○
		○　○　○
		○　○　○

ETC

WATER	○ ○ ○ ○ ○ ○	
TOILET	😫　😊　😄	* 물방울 하나는 물 500ml
MAGIC	○ 일주일 전　　○ ing	

내 마음 조금 더 살피기

DATE　　　.　.　.

REST

취침	기상	수면 만족도
		😢　　😄　　😁

MEAL

시간	메뉴 & 양	포만감

HEALTH

시간	운동	강도(저 / 중 / 강)
		○　　○　　○
		○　　○　　○
		○　　○　　○

ETC

WATER	○ ○ ○ ○ ○ ○	* 물방울 하나는 물 500ml
TOILET	😢　　😄　　😁	
MAGIC	○ 일주일 전　　　○ ing	

내 마음 조금 더 살피기

REST

취침	기상	수면 만족도
		🥲 🙂 😊

MEAL

시간	메뉴 & 양	포만감

HEALTH

시간	운동	강도(저 / 중 / 강)
		○ ○ ○
		○ ○ ○
		○ ○ ○

ETC

WATER	○ ○ ○ ○ ○ ○	* 물방울 하나는 물 500ml
TOILET	🥲 🙂 😊	
MAGIC	○ 일주일 전 ○ ing	

내 마음 조금 더 살피기

DATE　　 .　 .　 .

REST

취침	기상	수면 만족도
		☹ ☺ ☺

MEAL

시간	메뉴 & 양	포만감

HEALTH

시간	운동	강도(저 / 중 / 강)
		○　○　○
		○　○　○
		○　○　○

ETC

WATER	○ ○ ○ ○ ○ ○	* 물방울 하나는 물 500ml
TOILET	☹ ☺ ☺	
MAGIC	○ 일주일 전　　○ ing	

내 마음 조금 더 살피기

REST

취침	기상	수면 만족도
		😣 🙂 😀

MEAL

시간	메뉴 & 양	포만감

HEALTH

시간	운동	강도(저 / 중 / 강)
		○ ○ ○
		○ ○ ○
		○ ○ ○

ETC

WATER	⬦ ⬦ ⬦ ⬦ ⬦ ⬦	* 물방울 하나는 물 500ml
TOILET	😣 🙂 😀	
MAGIC	○ 일주일 전 ○ ing	

내 마음 조금 더 살피기

REST

취침	기상	수면 만족도
		😣 😊 😀

MEAL

시간	메뉴 & 양	포만감

HEALTH

시간	운동	강도(저 / 중 / 강)
		○ ○ ○
		○ ○ ○
		○ ○ ○

ETC

WATER	○ ○ ○ ○ ○ ○	* 물방울 하나는 물 500ml
TOILET	😣 😊 😀	
MAGIC	○ 일주일 전 ○ ing	

내 마음 조금 더 살피기

REST

취침	기상	수면 만족도
		😣 ☺ 😄

MEAL

시간	메뉴 & 양	포만감

HEALTH

시간	운동	강도(저 / 중 / 강)
		○ ○ ○
		○ ○ ○
		○ ○ ○

ETC

WATER	◌ ◌ ◌ ◌ ◌ ◌	* 물방울 하나는 물 500ml
TOILET	😣 ☺ 😄	
MAGIC	○ 일주일 전 ○ ing	

내 마음 조금 더 살피기

REST

취침	기상	수면 만족도		
		😢	😊	😄

MEAL

시간	메뉴 & 양	포만감

HEALTH

시간	운동	강도(저 / 중 / 강)		
		○	○	○
		○	○	○
		○	○	○

ETC

WATER	💧 💧 💧 💧 💧	* 물방울 하나는 물 500ml
TOILET	😢　😊　😄	
MAGIC	○ 일주일 전　　　○ ing	

내 마음 조금 더 살피기

REST

취침	기상	수면 만족도		
		😣	😊	😃

MEAL

시간	메뉴 & 양	포만감

HEALTH

시간	운동	강도(저 / 중 / 강)		
		○	○	○
		○	○	○
		○	○	○

ETC

WATER	○ ○ ○ ○ ○ ○		* 물방울 하나는 물 500ml
TOILET	😣　😊　😃		
MAGIC	○ 일주일 전	○ ing	

내 마음 조금 더 살피기

REST

취침	기상	수면 만족도
		😞　😃　😊

MEAL

시간	메뉴 & 양	포만감

HEALTH

시간	운동	강도(저 / 중 / 강)
		○　○　○
		○　○　○
		○　○　○

ETC

WATER	◇ ◇ ◇ ◇ ◇ ◇	* 물방울 하나는 물 500ml
TOILET	😞　😃　😊	
MAGIC	○ 일주일 전　　○ ing	

내 마음 조금 더 살피기

REST

취침	기상	수면 만족도
		😫 😊 😄

MEAL

시간	메뉴 & 양	포만감

HEALTH

시간	운동	강도(저 / 중 / 강)
		○ ○ ○
		○ ○ ○
		○ ○ ○

ETC

WATER	○ ○ ○ ○ ○ ○	* 물방울 하나는 물 500ml
TOILET	😫 😊 😄	
MAGIC	○ 일주일 전 ○ ing	

내 마음 조금 더 살피기

REST

취침	기상	수면 만족도
		😣 😊 😀

MEAL

시간	메뉴 & 양	포만감

HEALTH

시간	운동	강도(저 / 중 / 강)
		○ ○ ○
		○ ○ ○
		○ ○ ○

ETC

WATER	○ ○ ○ ○ ○ ○	* 물방울 하나는 물 500ml
TOILET	😣 😊 😀	
MAGIC	○ 일주일 전 ○ ing	

내 마음 조금 더 살피기

REST

취침	기상	수면 만족도
		😞 😐 😊

MEAL

시간	메뉴 & 양	포만감

HEALTH

시간	운동	강도(저 / 중 / 강)
		○ ○ ○
		○ ○ ○
		○ ○ ○

ETC

WATER	◇ ◇ ◇ ◇ ◇ ◇	* 물방울 하나는 물 500ml
TOILET	😞 😐 😊	
MAGIC	○ 일주일 전 ○ ing	

내 마음 조금 더 살피기

REST

취침	기상	수면 만족도
		😫 😊 😐

MEAL

시간	메뉴 & 양	포만감

HEALTH

시간	운동	강도(지 / 중 / 강)
		○　○　○
		○　○　○
		○　○　○

ETC

WATER	◌ ◌ ◌ ◌ ◌ ◌	
TOILET	😫　😊　😐	* 물방울 하나는 물 500ml
MAGIC	○ 일주일 전　　○ ing	

내 마음 조금 더 살피기

REST

취침	기상	수면 만족도		
		😔	😊	😃

MEAL

시간	메뉴 & 양	포만감

HEALTH

시간	운동	강도(저 / 중 / 강)		
		○	○	○
		○	○	○
		○	○	○

ETC

WATER	○ ○ ○ ○ ○ ○	* 물방울 하나는 물 500ml
TOILET	😔　😊　😃	
MAGIC	○ 일주일 전　　○ ing	

내 마음 조금 더 살피기

DATE   .   .   .

REST

취침	기상	수면 만족도
		😣 😊 😀

MEAL

시간	메뉴 & 양	포만감

HEALTH

시간	운동	강도(저 / 중 / 강)
		○ ○ ○
		○ ○ ○
		○ ○ ○

ETC

WATER	○ ○ ○ ○ ○ ○	
TOILET	😣 😊 😀	* 물방울 하나는 물 500ml
MAGIC	○ 일주일 전 ○ ing	

내 마음 조금 더 살피기

REST

취침	기상	수면 만족도
		😫 😊 😆

MEAL

시간	메뉴 & 양	포만감

HEALTH

시간	운동	강도(저 / 중 / 강)
		○ ○ ○
		○ ○ ○
		○ ○ ○

ETC

WATER	○ ○ ○ ○ ○ ○	* 물방울 하나는 물 500ml
TOILET	😫 😊 😆	
MAGIC	○ 일주일 전 ○ ing	

내 마음 조금 더 살피기

REST

취침	기상	수면 만족도
		😣 🙂 😀

MEAL

시간	메뉴 & 양	포만감

HEALTH

시간	운동	강도(저 / 중 / 강)
		○ ○ ○
		○ ○ ○
		○ ○ ○

ETC

WATER	○ ○ ○ ○ ○ ○ * 물방울 하나는 물 500ml
TOILET	😣 🙂 😀
MAGIC	○ 일주일 전 ○ ing

내 마음 조금 더 살피기

REST

취침	기상	수면 만족도
		😞 ☺ 😀

MEAL

시간	메뉴 & 양	포만감

HEALTH

시간	운동	강도(저 / 중 / 강)
		○ ○ ○
		○ ○ ○
		○ ○ ○

ETC

WATER	○ ○ ○ ○ ○ ○	* 물방울 하나는 물 500ml
TOILET	😞 ☺ 😀	
MAGIC	○ 일주일 전 ○ ing	

내 마음 조금 더 살피기

DATE　　　.　　.　　.

REST

취침	기상	수면 만족도
		😫　😃　😊

MEAL

시간	메뉴 & 양	포만감

HEALTH

시간	운동	강도(저 / 중 / 강)
		○　　○　　○
		○　　○　　○
		○　　○　　○

ETC

WATER	◌ ◌ ◌ ◌ ◌ ◌	* 물방울 하나는 물 500ml
TOILET	😫　😃　😊	
MAGIC	○ 일주일 전　　　○ ing	

내 마음 조금 더 살피기

REST

취침	기상	수면 만족도
		😣 😊 😀

MEAL

시간	메뉴 & 양	포만감

HEALTH

시간	운동	강도(저 / 중 / 강)
		○ ○ ○
		○ ○ ○
		○ ○ ○

ETC

WATER	○ ○ ○ ○ ○ ○	* 물방울 하나는 물 500ml
TOILET	😣 😊 😀	
MAGIC	○ 일주일 전 ○ ing	

내 마음 조금 더 살피기

REST

취침	기상	수면 만족도
		😣　　😊　　😀

MEAL

시간	메뉴 & 양	포만감

HEALTH

시간	운동	강도(저 / 중 / 강)
		○　　○　　○
		○　　○　　○
		○　　○　　○

ETC

WATER	◌ ◌ ◌ ◌ ◌ ◌	* 물방울 하나는 물 500ml
TOILET	😣　　😊　　😀	
MAGIC	○ 일주일 전　　　○ ing	

내 마음 조금 더 살피기

DATE   .   .   .

REST

취침	기상	수면 만족도
		😟 🙂 😃

MEAL

시간	메뉴 & 양	포만감

HEALTH

시간	운동	강도(저 / 중 / 강)
		○ ○ ○
		○ ○ ○
		○ ○ ○

ETC

WATER	○ ○ ○ ○ ○ ○	* 물방울 하나는 물 500ml
TOILET	😟 🙂 😃	
MAGIC	○ 일주일 전 ○ ing	

내 마음 조금 더 살피기

REST

취침	기상	수면 만족도
		😫 😊 😃

MEAL

시간	메뉴 & 양	포만감

HEALTH

시간	운동	강도(저 / 중 / 강)
		○ ○ ○
		○ ○ ○
		○ ○ ○

ETC

WATER	○ ○ ○ ○ ○ ○	* 물방울 하나는 물 500ml
TOILET	😫 😊 😃	
MAGIC	○ 일주일 전 ○ ing	

내 마음 조금 더 살피기

DATE　　　.　　.　　.

REST

취침	기상	수면 만족도
		😣　　😊　　😄

MEAL

시간	메뉴 & 양	포만감

HEALTH

시간	운동	강도(저 / 중 / 강)
		○　○　○
		○　○　○
		○　○　○

ETC

WATER	◌ ◌ ◌ ◌ ◌ ◌	* 물방울 하나는 물 500ml
TOILET	😣　😊　😄	
MAGIC	○ 일주일 전　　　○ ing	

내 마음 조금 더 살피기

DATE   .   .   .

REST

취침	기상	수면 만족도
		😫 🙂 😀

MEAL

시간	메뉴 & 양	포만감

HEALTH

시간	운동	강도(저 / 중 / 강)
		○ ○ ○
		○ ○ ○
		○ ○ ○

ETC

WATER	💧 💧 💧 💧 💧 💧	* 물방울 하나는 물 500ml
TOILET	😫 🙂 😀	
MAGIC	○ 일주일 전 ○ ing	

내 마음 조금 더 살피기

REST

취침	기상	수면 만족도
		☹ 🙂 😃

MEAL

시간	메뉴 & 양	포만감

HEALTH

시간	운동	강도(저 / 중 / 강)
		○　○　○
		○　○　○
		○　○　○

ETC

WATER	◊ ◊ ◊ ◊ ◊ ◊　　　　　　　　　* 물방울 하나는 물 500ml
TOILET	☹　🙂　😃
MAGIC	○ 일주일 전　　　○ ing

내 마음 조금 더 살피기

REST

취침	기상	수면 만족도
		😫　　😊　　😀

MEAL

시간	메뉴 & 양	포만감

HEALTH

시간	운동	강도(저 / 중 / 강)
		○　　○　　○
		○　　○　　○
		○　　○　　○

ETC

WATER	○ ○ ○ ○ ○ ○	* 물방울 하나는 물 500ml
TOILET	😫　😊　😀	
MAGIC	○ 일주일 전　　○ ing	

내 마음 조금 더 살피기

REST

취침	기상	수면 만족도
		😞 😊 😃

MEAL

시간	메뉴 & 양	포만감

HEALTH

시간	운동	강도(저 / 중 / 강)
		○ ○ ○
		○ ○ ○
		○ ○ ○

ETC

WATER	○ ○ ○ ○ ○ ○	* 물방울 하나는 물 500ml
TOILET	😞 😊 😃	
MAGIC	○ 일주일 전 ○ ing	

내 마음 조금 더 살피기

REST

취침	기상	수면 만족도
		😥 😊 😀

MEAL

시간	메뉴 & 양	포만감

HEALTH

시간	운동	강도(저 / 중 / 강)
		○ ○ ○
		○ ○ ○
		○ ○ ○

ETC

WATER	○ ○ ○ ○ ○ ○	* 물방울 하나는 물 500ml
TOILET	😥 😊 😀	
MAGIC	○ 일주일 전 ○ ing	

내 마음 조금 더 살피기

REST

취침	기상	수면 만족도		
		😖	😊	😄

MEAL

시간	메뉴 & 양	포만감

HEALTH

시간	운동	강도(저 / 중 / 강)		
		○	○	○
		○	○	○
		○	○	○

ETC

WATER	○ ○ ○ ○ ○ ○	* 물방울 하나는 물 500ml
TOILET	😖 😊 😄	
MAGIC	○ 일주일 전 ○ ing	

내 마음 조금 더 살피기

REST

취침	기상	수면 만족도		
		😣	😊	😀

MEAL

시간	메뉴 & 양	포만감

HEALTH

시간	운동	강도(저 / 중 / 강)		
		○	○	○
		○	○	○
		○	○	○

ETC

WATER	○ ○ ○ ○ ○ ○	
TOILET	😣　😊　😀	* 물방울 하나는 물 500ml
MAGIC	○ 일주일 전　　○ ing	

내 마음 조금 더 살피기

REST

취침	기상	수면 만족도		
		😣	😊	😃

MEAL

시간	메뉴 & 양	포만감

HEALTH

시간	운동	강도(저 / 중 / 강)		
		○	○	○
		○	○	○
		○	○	○

ETC

WATER	💧 💧 💧 💧 💧	* 물방울 하나는 물 500ml
TOILET	😣　😊　😃	
MAGIC	○ 일주일 전　　○ ing	

내 마음 조금 더 살피기

REST

취침	기상	수면 만족도
		😣 😊 😄

MEAL

시간	메뉴 & 양	포만감

HEALTH

시간	운동	강도(저 / 중 / 강)
		○ ○ ○
		○ ○ ○
		○ ○ ○

ETC

WATER	○ ○ ○ ○ ○ ○	* 물방울 하나는 물 500ml
TOILET	😣 😊 😄	
MAGIC	○ 일주일 전 ○ ing	

내 마음 조금 더 살피기

REST

취침	기상	수면 만족도
		😢 😊 😃

MEAL

시간	메뉴 & 양	포만감

HEALTH

시간	운동	강도(저 / 중 / 강)
		○ ○ ○
		○ ○ ○
		○ ○ ○

ETC

WATER	○ ○ ○ ○ ○ ○	
TOILET	😢 😊 😃	* 물방울 하나는 물 500ml
MAGIC	○ 일주일 전 ○ ing	

내 마음 조금 더 살피기

REST

취침	기상	수면 만족도
		😢 😊 😀

MEAL

시간	메뉴 & 양	포만감

HEALTH

시간	운동	강도(저 / 중 / 강)
		○ ○ ○
		○ ○ ○
		○ ○ ○

ETC

WATER	◯ ◯ ◯ ◯ ◯ ◯	* 물방울 하나는 물 500ml
TOILET	😢 😊 😀	
MAGIC	○ 일주일 전 ○ ing	

내 마음 조금 더 살피기

DATE   .   .   .

REST

취침	기상	수면 만족도
		😫 😊 😃

MEAL

시간	메뉴 & 양	포만감

HEALTH

시간	운동	강도(저 / 중 / 강)
		○ ○ ○
		○ ○ ○
		○ ○ ○

ETC

WATER	○ ○ ○ ○ ○ ○	* 물방울 하나는 물 500ml
TOILET	😫 😊 😃	
MAGIC	○ 일주일 전 ○ ing	

내 마음 조금 더 살피기

내가 가진 색깔을 바꾸려 하지 말고, 가장 빛나도록 가꾸어라

끊임없이 다이어트를 시도하지만 실패하고 폭식으로 무너지기를 반복한다면 새로운 다이어트를 재도전해도 좋다. 오랫동안 체중에 큰 변화가 없어 답답하기도 하겠지만, 분명히 그사이 많은 경험을 했고 배운 것들도 많을 것이다.

굶는 다이어트를 시도한 경험이 있다면 지나친 질식은 건강에 좋지 않다는 것을 깨달았을 것이고, 다양한 다이어트를 경험하며 건강에 대한 많은 정보도 습득했을 것이다. 이렇게 여러 가지를 겪어가며 나쁜 것은 줄이고, 좋은 것은 이어나가려 노력하다 보면 분명히 더 좋은 결과가 만들어질 것이다.

단순히 체중에 변화가 없다고 자신을 아무것도 해내지 못한 사람이라 여기지 말자. 여러분이 잘못한 건 완벽한 다이어트 계획을 그대로 실천하지 못한 것이 아닌 계획 중 지키지 못한 일부에 집중해 '나는 의지가 약한 사람'이라 단정 짓고 포기한 것이다.

내가 잘한 것은 내가 알아주고 인정해주어야 한다. 그래야 다시 힘을 내 미로 속에 다른 길을 찾아 나설 것이고 언젠가 미로 속에서 완전히 탈출할 수 있다.

계획한 다이어트를 사흘 만에 폭식으로 마무리하는 것은 전혀 잘못된 것이 아니다. 내가 나 자신을 사랑할 수 있는 모습으로 만들려고 노력하는 과정이 어찌 문제가 될 수 있겠는가. 가까이 보면 작심

삼일 다이어트지만 멀리서 보면 몇 년간 꾸준히 노력하는 한결같은 모습이 아닌가.

여러분은 자신을 사랑하기 위해 충분히 노력하고 있고 매 순간 최선을 다하는 중이다. 다만 아직 나에게 맞는 자기관리의 균형을 찾지 못해 조금 헤매고 있을 뿐이다. 현재의 내 모습을 인정하자. 그리고 계속 걸어가자.

사람들은 각자 자기만의 매력이 있다. 이 매력을 색깔에 빗대어보자. 하늘색과 핑크색 중 어느 색이 더 예쁠까? 각자 취향에 따라 누군가는 하늘색을, 누군가는 핑크색을 더 예쁘게 느낄 것이다. 내가 가진 매력이 핑크색이라고 하늘색을 부러워할 필요도 없고, 반대로 하늘색이라고 핑크색으로 애써 바뀌지 않아도 된다.

남들과 비교하지 않아도 된다. 진정한 자기관리는 나만의 매력을 살려 가장 빛나도록 가꾸어 나가는 것이다.

SECRET
MIND
DIET

펴낸날 초판 1쇄 2021년 4월 28일

지은이 이지은

펴낸이 강진수
편집팀 김은숙, 김도연
디자인 임수현

인 쇄 (주)사피엔스컬쳐

펴낸곳 (주)북스고 **출판등록** 제2017-000136호 2017년 11월 23일
주 소 서울시 중구 서소문로 116 유원빌딩 1511호
전 화 (02) 6403-0042 **팩 스** (02) 6499-1053

ISBN 979-11-89612-96-2 13510

책 출간을 원하시는 분은 이메일 booksgo@naver.com로 간단한 개요와 취지, 연락처 등을 보내주세요.
Booksgo는 건강하고 행복한 삶을 위한 가치 있는 콘텐츠를 만듭니다.

stop diet & lose weig

I decided to lose
only one kilogram
a month.